5-7, rue de l'Ecole polytechnique, 75005 Paris

http://www.librairieharmattan.com
diffusion.harmattan@wanadoo.fr
harmattan1@wanadoo.fr

ISBN : 978-2-336-00429-7
EAN : 9782336004297

CONNAISSEZ-VOUS VOTRE RISQUE CARDIOVASCULAIRE ?

Les nouveaux et les anciens facteurs de risque

Pratique et Ethique médicales
Collection dirigée par Richard Moreau et Roger Teyssou

La collection *Les Acteurs de la Science*, prévue pour recevoir des études sur l'épopée scientifique moderne, se dédouble pour accueillir des ouvrages consacrés spécifiquement aux questions fondamentales que la santé pose actuellement. Cette nouvelle série cherche à faire le point objectivement et en dehors des modes sur des connaissances, des hypothèses et des enjeux souvent essentiels pour la vie de l'homme. Elle reprend certains titres publiés auparavant dans *Acteurs de la science.*

Déjà parus

Achref SNOUSSI et Jean-Pierre CAMILLERI, *L'éternelle jeunesse, L'art de bien vieillir*, 2012.
Laurence DE CHAMBRIER, *Le patient malgré lui. Réflexions sur le certificat de bonne santé obligatoire,* 2011.
Emmanuel BABIN, *Le cancer de la gorge et la laryngectomie. La découration*, 2011.
Rémi BORDES, *Dire les maux. Anthropologie de la parole dans les médecines du monde*, 2011.
François CLOUTIER, *La médecine verticale*, 2010.
Gilbert et Anne-Christine PIERRE, *Parole d'une autiste muette, Enigme et évidence*, 2010.
Gérard MEGRET, *Êtes-vous un bon malade ?,* 2010.
Bernard JOUANJEAN, *Physiologie du risque face à l'Histoire*, 2009.
Eric SOLYOM, *Les cahiers d'un chirurgien. Témoin de la faillite du système de santé*, 2009.
Lionel CHARBIT, *L'information médicale. Informer le patient et le grand public : de l'obligation légale à la pratique*, 2009.
Docteur Jean CHABRIER, *Seules les femmes savent marcher avec des talons aiguilles. Souvenirs d'un gynécologue accoucheur*, 2008.
Philippe RAULT-DOUMAX, *L'assurance-maladie au risque de la mondialisation*, 2008.
Philippe PIRNAY, *L'aléa thérapeutique en chirurgie*, 2008.
Angélique SENTILHES-MONKAM, *L'hospitalisation à domicile, une autre manière de soigner*, 2007.

Jacky THOUIN

CONNAISSEZ-VOUS VOTRE RISQUE CARDIOVASCULAIRE ?

Les nouveaux et les anciens facteurs de risque

L'Harmattan

Du même auteur :

Vers une nutrition parfaite, Éditions Médicis, 2004.

Nos hormones et la santé, Éditions Médicis, 2005.

Une autre façon de concevoir la maladie, Éditions L'harmattan, 2010.

INTRODUCTION

Sans le savoir, nous sommes de plus en plus nombreux à souffrir prématurément d'athérosclérose, et de ses graves conséquences. Chaque année en France, 120.000 d'entre nous font une crise cardiaque, c'est-à-dire un infarctus du myocarde, et 130.000 une attaque cérébrale, autrement dit un accident vasculaire cérébral (AVC). Bien que tout le monde en connaisse les principaux symptômes, beaucoup de ces accidents cardiovasculaires surviennent sans qu'on s'en aperçoive. Pas moins de vingt pour cent des infarctus et une proportion encore beaucoup plus importante des AVC s'avèrent totalement silencieux.

La mortalité cardiovasculaire française reste néanmoins la plus faible de l'Union européenne, selon un rapport publié en 2012, n'arrivant qu'en deuxième position juste après les cancers – hommes et femmes confondus –, contrairement à ce que l'on observe dans la plupart des autres pays (données de l'INSERM publiées en 2011 dans le n°22 du Bulletin épidémiologique hebdomadaire).

Dans le pays du soi-disant "*French paradox*", ces chiffres ne diffèrent pourtant pas de ceux des états de même latitude que la France. L'existence même de ce paradoxe français a été mise à mal par l'étude internationale MONICA (*Multinational Monitoring of Trends and Determinants in Cardiovascular Disease*) menée entre 1985 et 1994, dans la mesure où tant la consommation de graisses saturées des Français que leur place en matière de fréquence de la maladie coronaire sont bel et bien en accord avec le gradient européen nord-sud. D'ailleurs, de telles variations s'observent au sein même de l'hexagone.

En dépit des progrès de la médecine, qui sont parvenus à diminuer la mortalité cardiovasculaire depuis les années 1980, l'augmentation de certains facteurs de risque au sein de la population, et plus particulièrement chez les jeunes adultes, laisse présager une prochaine flambée de ce genre d'affections. Certes, la maladie coronaire continue à reculer, notamment en France où l'on note une diminution de 19% du nombre d'infarctus du myocarde entre 2000 et 2007, *dixit* les statistiques obtenues dans les régions de Lille, Strasbourg et Toulouse (étude de l'Institut de veille sanitaire parue en 2011 dans le n°40-41 du Bulletin épidémiologique hebdomadaire). Mais cette évolution globalement favorable ne profite en réalité qu'aux adultes de plus de 54 ans, alors que les plus jeunes ne sont pas ou peu concernés, faisant craindre une prochaine recrudescence de la maladie. Quant aux AVC, dont le nombre diminue globalement, ils explosent chez les moins de 65 ans, même s'ils ne représentent pour l'instant qu'un quart des cas : grâce au registre de Dijon, on sait qu'avant cet âge il y a eu près de 10% d'AVC en plus chez les hommes et près de 13% chez les femmes sur la seule période 2002-2008 (nouvelle enquête de l'IVS parue en 2012 dans le n° 10-11 du BEH).

Des chercheurs ont d'ailleurs cherché à plusieurs reprises à connaître la prévalence exacte de l'athérosclérose dans la population générale, en pratiquant des autopsies chez des personnes décédées dans le Minnesota, au nord des États-Unis. La dernière étude en date, menée entre 1981 et 2004, a révélé une détérioration récente de l'état des artères du cœur. On a découvert que la plupart des adultes (83% précisément) qui étaient morts d'autre chose que de maladie cardiovasculaire – c'est-à-dire d'accident, de suicide, d'homicide ou de cause indéterminée – avaient des artères plus ou moins bouchées par l'athérosclérose : si l'importance de ces lésions avait effectivement régressé jusqu'au milieu des années 1990, cette tendance s'est depuis arrêtée et même inversée à partir de l'an 2000 (171).

En 2011, dans son rapport sur les maladies non-transmissibles, l'Organisation mondiale de la santé (OMS) a désigné les maladies cardiovasculaires comme la première cause de décès dans le monde, soit 17 millions de personnes. L'Asie en est d'ailleurs l'épicentre, et non les pays occidentaux comme on pourrait le croire.

Les maladies cardiovasculaires sont avant tout une histoire de comportement, la génétique étant trop souvent invoquée, comme pour les autres maladies dégénératives. En prenant en compte les gènes de prédisposition, on ne parvient à en expliquer qu'une petite partie. Les dernières données de la fameuse étude de Framingham, ainsi que celles de l'étude CARDYA (*Coronary Artery Risk Development in Youngs Adults*), toutes deux présentées lors du congrès 2010 de *l'American Heart Association*, confirment d'ailleurs que l'implication du mode de vie est incontestablement plus marquée que la prédisposition génétique en termes de maladies cardiovasculaires.

Il est vrai que ces dernières sont habituellement associées au mode de vie moderne, comme en témoigne leur explosion dans les pays qui, comme la Chine, se sont récemment et rapidement occidentalisés. Pourtant, ces maladies ne datent pas d'hier. Des lésions d'athérosclérose ont été mises en évidence chez des esquimaux ayant vécu quelques centaines d'années après Jésus-Christ et chez un chinois de haut rang mort 700 ans avant Jésus-Christ, mais aussi et surtout chez de nombreuses momies égyptiennes.

Dès le début du siècle dernier, des dépôts athéromateux ont été détectés sur les vaisseaux appartenant à ces momies, et en particulier sur l'aorte du pharaon Mérenptah, mort à l'âge de 60 ans. Dans les années 1980, la radiographie est venue confirmer ces observations et montrer la présence de dépôts calciques (témoin fidèle de l'athérosclérose) chez d'autres momies de pharaons, dont celle de Ramsès II. Plus récemment en 2009, puis en 2011 dans le cadre de l'étude Horus, on a retrouvé ces calcifications vasculaires chez près de la moitié des dizaines de momies appartenant à la classe influente de l'Égypte ancienne, surtout celles qui étaient mortes à plus de 45 ans, et notamment chez la plus ancienne d'entre elles, la princesse Ahmose Meryet Amon, fille de pharaon morte à la quarantaine mais dont les artères coronaires auraient justifié un pontage si elle avait vécu à notre époque.

L'athérosclérose existait donc bel et bien il y a plus de 3500 ans. Mais quelles en étaient alors les causes ? Car en l'absence de tabac, les facteurs de risque ne pouvaient se cristalliser qu'autour d'une alimentation trop riche et une sédentarité au sein des membres influents de la société gravitant autour du pharaon, qui rappelons-le étaient les seuls à avoir le privilège de se faire momifier. C'est le décodage des hiéroglyphes des temples qui a apporté des éléments de réponse à cette question, en détaillant les habitudes alimentaires des prêtres égyptiens, considérés comme des « serviteurs » des Dieux et habitués justement à consommer la nourriture leur étant destinée, dont la composition était faite de fruits et légumes, de volailles sauvages, mais aussi de bœuf, de salaisons, de gâteaux, de vin et de bière (48). Dans ce régime, bien loin *a priori* de l'alimentation quasi-végétarienne des classes pauvres, au moins la moitié de l'énergie devait être fournie par les graisses animales, plutôt délétères pour le système cardiovasculaire, sans oublier les méfaits du sel, dont l'utilisation était très répandue à l'époque pour conserver les aliments.

Autre exemple plus proche de nous géographiquement parlant, celui d'Ötzi, l'homme des glaces. Vivant il y a plus de 5000 ans, et momifié naturellement après une blessure mortelle par une flèche, il fut retrouvé en 1991 dans les Alpes, entre l'Italie et l'Autriche. Là encore, bien que mort à l'âge de 45 ans, ses artères étaient pourtant déjà calcifiées, mais les raisons de cette maladie coronaire sont ici plutôt obscures.

Voilà qui nous amène à notre objectif, celui de pouvoir identifier soi-même une prédisposition insoupçonnée, à l'origine d'une athérosclérose silencieuse. Pour se faire, un maximum d'indices portant sur les antécédents, le parcours santé, le mode de vie et l'environnement, sont disponibles. Parmi les nouveaux facteurs de risque, on distinguera les facteurs non-modifiables, comme le terrain, certains antécédents médicaux, les évènements précoces de la vie, et surtout les facteurs modifiables, tels que le profil psychologique, la qualité du sommeil, l'exposition au stress, au bruit ou à la pollution, le manque de vitamine D ou la prise de médicaments.

Mais pourquoi parler des facteurs de risque d'accident cardiaque ou cérébral, au lieu d'aborder directement la manière de s'en protéger ? Tout simplement parce que de nombreuses personnes passent à travers les mailles du filet de la médecine conventionnelle, notamment parce qu'elles sont *a priori* trop jeunes pour avoir un accident cardiovasculaire ou parce qu'elles n'ont tout bêtement aucun signe d'appel. Pourtant, qui n'a pas en mémoire le cas d'une jeune femme handicapée à vie après un AVC survenu sans prévenir à l'âge de 30 ans, ou celui d'un sportif amateur fauché subitement par un infarctus dans sa quarantaine ? Bien que les maladies du cœur et des vaisseaux surviennent en général à l'âge moyen ou plus tardivement encore, les jeunes adultes présentent de plus en plus de facteurs de risque liés à leur mode de vie, et sont aussi de plus en plus victimes de complications.

Certes, en matière de prévention cardiovasculaire plus que dans tout autre domaine, il n'est jamais trop tard pour bien faire. Encore faut-il pour cela être conscient de son éventuel excès de risque. Mais la possibilité d'avoir un infarctus ou un AVC est le plus souvent sous-estimée voire méconnue, surtout par les femmes. Beaucoup d'entre nous ne font donc l'objet d'aucun dépistage particulier, et n'ont par conséquent aucune information à ce sujet. Pourtant, il n'est pas rare de voir quelqu'un qui, au premier coup d'œil ou après quelques questions adéquates, cumule plusieurs facteurs prédisposant aux maladies cardiovasculaires.

D'autant que les modèles de référence, qui permettent au médecin – et à tout un chacun sur internet – de calculer le risque individuel, sont parfois pris en défaut. Les facteurs de risque dits « classiques », comme le surpoids, le cholestérol, le diabète, le tabac et l'hypertension artérielle n'expliquent effectivement pas la totalité des accidents cardiovasculaires dus à l'athérosclérose. Et quand une analyse de sang a été pratiquée, sa normalité peut rassurer à tort, car les paramètres sanguins utilisés en pratique courante ne permettent pas d'éliminer un risque supérieur à la normale, et doivent de toute manière rester en dessous d'une certaine valeur pour avoir un réel effet protecteur, à savoir moins de 1,90 g/l (5 mmol/l) pour le cholestérol total, moins de 1,15 g/l (3 mmol/l) pour sa fraction LDL, et moins de 1,10 g/l (6 mmol/l) pour la glycémie.

Risque cardiovasculaire sous-estimé

Il y a toujours un décalage entre le risque perçu et le risque objectif d'avoir un jour une maladie cardiovasculaire. Cette sous-estimation n'incite pas la plupart d'entre nous à changer leurs habitudes de vie. Cette tendance semble même s'aggraver, du moins Outre-Atlantique. Selon l'*American Heart Association*, qui a défini sept principales recommandations pour prévenir les maladies cardiovasculaires (ne pas fumer, être physiquement actif, avoir une pression artérielle normale, ne pas dépasser les normes de glycémie et de cholestérol, ne pas avoir de surpoids et manger sainement), les américains n'étaient qu'un peu plus de 1% à respecter l'ensemble de ces règles de vie entre 2005 et 2010, soit près de deux fois moins que durant la période 1988-1994 (263).

En France, les baromètres santé illustrent bien cette réalité. Menés auprès de mille personnes représentatives de la population française, ils confirment que si la plupart des adultes se considèrent en bonne santé, leur bilan médical offre un tout autre constat : d'un côté trois quart des gens pensent que tout va bien, et de l'autre deux tiers sont catalogués à risque, en raison du poids (36% sont trop gros), du tabac (22% fument), du cholestérol (18% en ont trop) ou de la tension artérielle (12% sont hypertendus).

Déjà, bien que directement menacés de complications, les onze millions de français souffrant d'hypertension, les huit millions produisant trop de cholestérol et les deux millions de diabétiques ne modifient pas suffisamment leur style de vie pour autant. Et connaître précisément l'état réel de ses artères n'y semble rien changer : une étude randomisée conduite chez des adultes de plus de quarante ans prouve que le fait de détailler au patient les plaques d'athérome qu'on lui a détecté en échographie ne l'incite pas plus qu'une autre personne à modifier ses facteurs de risque cardiovasculaire (200).

Ceux qui signalent des antécédents familiaux de maladie cardiaque ou cérébrovasculaire ne font pas mieux. À travers un sondage réalisé en 2006, la Société Française de Cardiologie rappelle que les adultes confrontés au problème cardiovasculaire de l'un de leurs proches ne sont que 41% à changer leur propre façon de vivre, alors que 31% d'entre eux sont déjà menacés par trois facteurs de risque ou même davantage. Pire encore, l'étude EUROASPIRE (*European action on secondary and primary prevention of coronary heart disease*), menée dans huit pays européens dont la France, indique que parmi les patients victimes d'un problème cardiaque, beaucoup conservent un mauvais profil après l'accident : ainsi, 80% d'entre eux restent en surpoids, 60% ne font toujours pas assez d'activité physique, plus de la moitié conservent un gros ventre, et 20% continuent même à fumer.

Moralité, le risque de maladie cardiovasculaire est sous-estimé, notamment par rapport au cancer. Les schémas réducteurs du type « cholestérol et infarctus », symboles d'une conception trop simpliste de la santé cardiaque, et synonymes de comportements encore plus simplistes, y sont sûrement pour quelque chose. La plupart des Français se retrouvent ainsi avec un ou plusieurs facteurs de risque, comme le prouve l'étude MONA LISA (*Monitoring national du risque artériel*) mené en 2007 sur un échantillon d'adultes vivant dans les régions de Lille, de Strasbourg et de Toulouse.

Les idées reçues à l'origine de ce déni concernent particulièrement la gent féminine, longtemps oubliée des travaux de recherche mais qui paie cependant un lourd tribut aux maladies cardiovasculaires. Celles-ci tuent davantage de femmes que d'hommes : sur une année, on enregistre en effet beaucoup plus de décès féminins dus aux accidents cardiovasculaires que leur équivalent masculin (89.000 femmes contre 76.000 hommes, respectivement). Et surtout, les maladies cardiovasculaires tuent sept fois plus de femmes que le très redouté cancer du sein. D'après une enquête publiée en 2006 dans le *Panorama du médecin*, la majorité des femmes ignore que « seule » une sur vingt-cinq décédera de ce cancer, alors que dans le même temps une sur trois perdra la vie des suites d'une crise cardiaque ou d'une congestion cérébrale.

Bien que les femmes soient plus sensibles que les hommes à l'athérome, en raison du caractère plus étroit de leurs artères, elles développent toujours moins de maladies cardiovasculaires, même si l'écart se réduit légèrement après la ménopause. On attribue traditionnellement cette différence hommes/femmes aux œstrogènes produits par l'organisme féminin, hormones qui exercent de multiples actions favorables à l'élasticité des vaisseaux mais dont l'impact réel sur le nombre d'évènements cardiovasculaires n'est pas clairement établi. Cette apparente protection de la femme ne serait en réalité qu'une image d'Épinal, certains faits remettant en question l'effet protecteur des œstrogènes endogènes, ce qui remet de nouveau en question l'innocuité du traitement hormonal substitutif de la ménopause (THS) : même sécrétés par l'organisme – y compris après la ménopause grâce au tissu adipeux et non plus par les ovaires –, les œstrogènes aggraveraient paradoxalement la situation vasculaire en déstabilisant les plaques d'athérome préalablement formées. Des travaux récents, menés chez des femmes nées en Angleterre, en Écosse et aux États-Unis, n'observent d'ailleurs aucun effet rebond de la mortalité cardiovasculaire au moment de la ménopause. Et surtout, pour la première fois, une équipe de l'INSERM montre que parmi les femmes de plus de 65 ans, ce sont celles qui ont des taux élevés d'œstradiol (forme active de ces hormones) qui sont les plus à risque d'avoir un infarctus ou un AVC : quels que soient leurs facteurs de risque par ailleurs, la menace d'accident aigu est augmentée de 42% sur une période de seulement quatre ans (206).

D'autant que le traditionnel décalage d'une dizaine d'années dans la survenue des accidents cardiovasculaires chez les femmes a tendance à disparaître, et cela en raison de la « masculinisation » de leur mode de vie. Notamment, elles fument de plus en plus. Or, la femme est globalement plus sensible aux principaux facteurs de risque cardiovasculaire que l'homme placé dans la même situation. Face au tabac, par exemple, son risque de souffrir d'un problème cardiaque est 25% plus élevé qu'un homme du même âge également fumeur.

Ce qui inquiète particulièrement, c'est l'augmentation des maladies cardiovasculaires chez les femmes jeunes. Comme cela a été souligné lors du congrès 2011 de la Société européenne de cardiologie, le nombre de décès par infarctus chez les femmes de moins de cinquante ans a triplé en seulement une décennie, représentant 11,2 % des infarctus féminins en 2005 contre 3,7% en 1995, alors que les chiffres sont restés relativement stables chez les hommes, passant de 20 à seulement 23% au cours de la même période. Rappelons à ce sujet que l'utilisation de la pilule multiplie par vingt le risque d'infarctus du myocarde lorsque le tabagisme s'en mêle.

Facteurs de risque et apparentés

Depuis la découverte du rôle de l'hypertension artérielle dans la mortalité cardiaque par les assureurs américains, dans les années 1920, bien du chemin a été parcouru dans la compréhension des maladies cardiovasculaires. Celles-ci sont devenues l'archétype des maladies multifactorielles, à tel point qu'on ne dénombre pas moins de trois cents facteurs de risque potentiels.

En accord avec ce caractère multifactoriel, l'impact de chacun de ces facteurs sur la possibilité d'accident aigu devrait être individuellement assez limité. Il en va ainsi du sacrosaint cholestérol, que certaines études et non des moindres – comme cette méta-analyse de onze essais randomisés publiée en 2010 dans la revue *Archives of internal medicine* – n'hésitent pas à désacraliser, ou en tout cas à nier l'existence d'un effet préventif du traitement anticholestérol sur le risque d'avoir un problème cardiovasculaire.

Il est communément admis qu'il n'en va pas de même lorsque l'on cumule plusieurs facteurs de risque, dont les effets auraient tendance à se multiplier. C'est la définition même du syndrome métabolique, qui multiplie par deux à trois le risque d'évènement cardiovasculaire. Il est très facile de savoir soi-même si l'on fait partie des 20% de français affectés par ce syndrome en disposant d'un mètre ruban, d'un tensiomètre automatique et de sa dernière analyse de sang. Selon la nouvelle définition du syndrome métabolique (datant de 2009), c'est votre cas si vous réunissez au moins trois des critères suivants : un tour de taille supérieur ou égal à 80 cm si vous êtes une femme et à 94 cm si vous êtes un homme, des triglycérides supérieurs ou égaux à 1,50 g/l (1,69 mmol/l), un HDL inférieur à 0,50 g/l (1,3 mmol/l) si vous êtes une femme et à 0,40 g/l (1 mmol/l) si vous êtes un homme, une pression artérielle supérieure ou égale à 13/8,5, et une glycémie supérieure à 1,10 g/l (5,6 mmol/l).

Pourtant, certaines études remettent en question la supériorité prédictive du syndrome métabolique : selon les résultats de la vaste étude INTERHEART, qu'une personne ait ce syndrome, une hypertension seule ou bien un diabète isolé, le risque cardiaque reste toujours le même, c'est-à-dire multiplié par deux à trois (155).

Même si les facteurs de risque sont capables de déclencher à court terme un accident cardiovasculaire, ils agissent aussi et surtout après un long délai. Même ceux présents à l'âge moyen déterminent la probabilité d'avoir un problème cardiovasculaire à soixante-dix ans ou plus.

Une synthèse de dix-huit études portant sur le sujet révèle l'impact considérable à long terme des facteurs de risque cardiovasculaire, en se basant simplement sur quatre d'entre eux, à savoir l'hypertension artérielle, le cholestérol, le tabac et le diabète. Comparativement aux adultes ayant un bon profil (pression artérielle inférieure à 12/8, cholestérol inférieur à 1,80 g/l, absence de tabagisme et de diabète), le risque d'évènement cardiovasculaire avant l'âge de 80 ans monte en flèche chez ceux qui présentent au moins deux perturbations : à 55 ans par exemple, les chances de faire un infarctus du myocarde sont multipliées par dix pour un homme présentant deux ou trois facteurs de risque et par vingt pour une femme dans la même situation, comparées à ceux et celles qui n'ont aucun des facteurs de risque en question (19).

Beaucoup de paramètres cliniques ou biologiques sont des « indicateurs » du risque cardiovasculaire. S'ils n'ont pas de lien de cause à effet sur l'incidence de la maladie, on parle de « marqueurs », témoignant alors de la présence des facteurs de risque habituels.

Pour que tel ou tel paramètre soit considéré comme un facteur de risque à part entière, il faut en effet qu'il vérifie un certain nombre de critères. Son impact sur la maladie doit tout d'abord être suffisamment plausible sur le plan biologique pour fournir un ou plusieurs mécanismes satisfaisants. Ensuite, l'association doit persister lorsque l'on tient compte des autres facteurs de risque, et l'exposition doit toujours précéder l'évènement clinique – et non l'inverse. De plus, la susceptibilité doit s'élever graduellement avec le niveau de l'exposition. Enfin, la correction du facteur de risque doit permettre de diminuer l'incidence de la maladie : ce dernier critère est fondamental puisque c'est lui qui est à la base de la prévention, justifiant les changements du mode de vie et un possible traitement médical. En d'autres termes, entre un « vrai » facteur de risque et la maladie cardiovasculaire qu'il est censé influencer, la relation est à la fois causale, proportionnelle, chronologique, indépendante et réversible.

Cependant, en matière de facteurs de risque, rien n'est définitivement établi, même pour les plus classiques d'entre eux. Certains seraient-ils en passe de devenir de simples marqueurs de risque cardiovasculaire ?

La glycémie, bien que fortement reliée à la probabilité de faire un infarctus ou un AVC – même si l'on n'est pas diabétique –, n'obéit pas à toutes les règles évoquées ci-dessus. Incontestablement, les diabétiques meurent davantage de complications cardiovasculaires, surtout lorsque leur glycémie reste élevée et que la maladie évolue depuis longtemps : par exemple, une personne atteinte du diabète depuis au moins dix ans a trois fois plus de risque de faire une attaque cérébrale (12). Mais certaines études montrent que la normalisation de la glycémie par un traitement médical ne réduit pas pour autant le risque de survenue d'une complication vasculaire à long terme.

Il en va de même pour le cholestérol, dont la relation avec l'athérosclérose est d'ailleurs très atténuée après 65 ans, ainsi que chez les femmes.

Néanmoins, ce débat scientifique entre vrais et faux facteurs de risque n'a pas sa place ici. La mission de ce livre n'est pas de calculer un risque déjà pressenti, et pris en charge par le corps médical, mais de révéler au lecteur lambda une éventuelle situation menaçante passée inaperçue, au travers d'un panel d'indices associés de près ou de loin au risque cardiovasculaire.

Ce qu'on appelle le risque cardiovasculaire global est habituellement calculé à partir des facteurs de risque dits « classiques », certains d'entre eux étant modifiables (surpoids, diabète, cholestérol, hypertension, tabac, malbouffe et sédentarité), d'autres non (âge, sexe, ethnie et antécédents). Plus ils s'additionnent, plus la probabilité de faire un accident cardiovasculaire augmente, si l'on exclut les réverses évoquées plus haut au sujet du syndrome métabolique (147).

Ces facteurs de risque traditionnels ont été mis en évidence par différentes études épidémiologiques menées depuis six décennies, dont celle de Framingham, considérée comme LA référence. Débutée en 1948, et poursuivie encore aujourd'hui sur trois générations, cette étude s'est penchée sur le devenir de la population adulte d'une petite ville américaine du Massachusetts. Initialement limité à un peu plus de 5000 personnes, l'échantillon comprend actuellement les descendants, recrutés en 1971 puis en 2002, et comptabilise désormais plus de 14.000 personnes au total. Les données colossales recueillies en plus de soixante ans ont permis de définir le score de Framingham, une échelle de prédiction qui prend en compte huit facteurs de risque : l'âge, le sexe, le tabac, le diabète, le cholestérol total, le HDL, les triglycérides et la pression artérielle. C'est l'un des principaux modèles de calcul du risque permettant pour un individu donné de chiffrer sa probabilité de souffrir d'un accident cardiovasculaire dans les cinq à dix ans à venir. En France, on utilise plutôt le modèle européen SCORE, basé sur cinq critères seulement (âge, sexe, tabac, cholestérol et pression artérielle), parmi lesquels ne figure pas le HDL.

L'évolution des facteurs de risque et des accidents cardiovasculaires a été particulièrement étudiée dans les régions de Lille, Strasbourg et Toulouse, au travers de deux enquêtes (1985-1987 et 1995-1997) de l'étude internationale MONICA (*Multinational monitoring of trends and determinants in cardiovascular diseases*), relayées par l'étude franco-française MONA LISA (Monitoring national du risque artériel) de 2005 à 2007.

La prévention des maladies cardiovasculaires repose classiquement sur l'identification précoce d'une poignée de facteurs de risque. Au niveau de la population générale, deux vastes études, basées sur la comparaison de victimes d'attaque cardiaque ou cérébrale à des témoins, justifient cette approche. La première d'entre elles, l'étude INTERHEART, a été consacrée à l'infarctus du myocarde. Menée avant 2004 dans 52 pays, et totalisant 30.000 personnes, elle révèle que plus de 90% des crises cardiaques peuvent être prévues en évaluant neuf facteurs de risque : l'hypertension artérielle, le tabagisme, le diabète, le cholestérol, un gros ventre, du stress, une faible consommation de fruits et légumes, l'excès d'alcool et la sédentarité (267). La seconde, nommée INTERSTROKE, conduite entre 2007 et 2010 dans 22 pays et portant sur 6000 personnes, montre de son côté que 80% des AVC sont synonymes d'au moins un des cinq facteurs suivants : l'hypertension, le tabac, l'obésité abdominale, la malbouffe et la sédentarité (174).

Pourtant, les facteurs de risque traditionnels n'expliquent pas la totalité des accidents cardiovasculaires dus à l'athérosclérose, et ne sont donc pas toujours suffisants pour suspecter une situation à risque, à l'échelle individuelle. En particulier, un certain nombre d'infarctus survient en l'absence des facteurs bien connus que sont le cholestérol, le diabète, le tabac ou l'hypertension artérielle.

Résultat, on peut mal évaluer son profil cardiovasculaire si l'on s'en tient à ces critères habituels, notamment si l'on est encore jeune ou si l'on est une femme, cas où il n'est pas rare de constater une athérosclérose déjà avancée malgré la présence d'un faible score aux échelles de mesure classiques (167). À titre d'exemple, la grande étude PROCAM (*Prospective Cardiovascular Muenster*) indique qu'un tiers des victimes d'infarctus du myocarde n'était pas préalablement classé à haut risque par les principaux modèles de prédiction, mais seulement à risque intermédiaire.

De plus, les seuils de normalité de certains facteurs de risque, établis par d'anciennes études épidémiologiques, sont plutôt arbitraires. Leur impact est en réalité continu, même dans la tranche considérée comme normale. On apprend notamment qu'en dessous de 14/9 cmHg, seuil à partir duquel on parle d'hypertension, la pression artérielle n'est pas sans conséquence sur la progression de l'athérosclérose, de même que les chiffres de cholestérol et de glycémie situés en dessous des valeurs limites fixées respectivement à 2,5 g/l (6,5 mmol/l) et 1,25 g/l (6,9 mmol/l), au delà desquelles on parle respectivement d'hypercholestérolémie et de diabète.

Certes, le médecin peut redresser l'évaluation du risque cardiovasculaire en utilisant des examens complémentaires, comme l'échographie des artères du cou, et visualiser ainsi les dégâts artériels. Grâce à cette imagerie, pas moins de 38% des adultes de moins de soixante-cinq ans considérés au départ à faible risque cardiovasculaire par le score de Framingham, deviennent à haut risque (61). Mais la majorité d'entre nous ne subira pas cet examen.

Preuve est donc faite que les facteurs de risque classiques ont leurs limites. D'où l'intérêt de faire appel aux facteurs dits « émergeants », même si beaucoup d'entre eux sont en cours de validation pour confirmer ou non leur intérêt visionnaire.

Quelques-uns sont biologiques. Prenons le cas de l'homocystéine, un composé intermédiaire qui résulte de la transformation de la méthionine, un acide aminé soufré apporté par l'alimentation. Faute de preuve, la généralisation de son dosage dans le sang n'est pas d'actualité. Et pourtant, il a été montré que le taux d'homocystéine présage la survenue d'un futur accident cardiovasculaire avec davantage de fiabilité que la prise en compte des facteurs de risque traditionnels : jusqu'à 20% des personnes sont ainsi reclassées comme à risque plus élevé qu'au départ (249).

Mais beaucoup des nouveaux facteurs de risque concernent plus simplement la vie quotidienne, au travers des comportements et de l'environnement. Par exemple, si l'on prend en compte la durée du travail d'une personne, on augmente ses chances de prévoir d'éventuelles complications cardiaques, comparé au calcul du score de Framingham (119).

À côté des facteurs de risque bien connus, de nombreux facteurs « émergeants » ont donc vu le jour. Citons le profil psychologique, la durée du travail, la qualité du sommeil, l'état bucco-dentaire ou la prise de médicaments. De plus en plus évoqués dans la littérature scientifique, ces nouveaux paramètres ne peuvent être méconnus tant leur valeur prédictive est importante, même s'ils n'ont pas toujours de valeur ajoutée – comme disent les spécialistes – pour prédire un accident cardiovasculaire, et même si le lien de causalité est parfois difficile à établir avec la maladie elle-même. Ils reposent notamment sur le fait que l'état de nombreux organes reflète aussi celui du cœur et des vaisseaux, impliquant par exemple que des problèmes dentaires, qu'une histoire de migraines ou qu'une tendance à l'arthrose conduisent à une plus grande probabilité d'évènement cardiaque ou cérébral.

Si ces nouveaux paramètres peuvent agir par le truchement des comportements de vie, bon nombre d'entre eux restent néanmoins indépendants des facteurs de risque habituels ; autrement dit, toutes choses égales par ailleurs, leur relation avec les maladies cardiovasculaires s'atténue souvent en tenant compte du poids, du cholestérol, des habitudes tabagiques, du degré d'activité physique,... mais ne disparaît pas pour autant.

Quoi qu'il en soit, ces nouvelles mesures de la santé cardiovasculaire ont une valeur pédagogique irremplaçable, élargissant le champ des critères qui permettent de s'auto-évaluer, et détectant ainsi des situations à risque sur des éléments souvent plus objectifs que ceux liés au style de vie. Il est en effet plus facile de comptabiliser le nombre de brossage des dents ou de visite chez le dentiste que d'estimer objectivement son niveau d'activité physique ou sa réelle consommation de fruits et légumes.

Histoire naturelle de l'athérosclérose

On a désormais la preuve que l'athérosclérose débute très tôt dans la vie. Dès la naissance, des dépôts de cholestérol peuvent apparaître à la surface des artères.

L'amorce du processus est bien sûr d'autant plus précoce qu'il existe des antécédents dans la famille ou des facteurs de risque cardiovasculaire dès l'enfance, comme une hypertension artérielle. Ces lésions initiales n'ont pas de conséquence clinique immédiate, mais expliquent qu'un jeune de moins de vingt ans peut déjà avoir de véritables plaques d'athérome au niveau de ses coronaires tout en paraissant en parfaite santé, et être ainsi un coronarien en puissance.

L'influence de l'environnement précoce sur la tendance à avoir des problèmes cardiovasculaires au cours de sa vie se vérifie à travers les liens qu'il entretient avec la taille et d'autres mensurations adultes (longueur des jambes ou des doigts). Statistiquement en tout cas, plus on est petit, plus on est sujet à l'athérosclérose.

Il existe même une composante périnatale de la maladie. Ceci est rendu possible par le fait que le cœur et les vaisseaux apparaissent dès le stade embryonnaire, leur développement pouvant ainsi être affecté par diverses agressions. L'athérosclérose touche en effet davantage celles et ceux dont la croissance intra-utérine ou de la prime enfance s'est ralentie, qu'elle qu'en soit la raison. Des imageries et des autopsies effectuées chez des nouveau-nés, ou même des fœtus, ont démontré que les artères s'encrassent d'autant plus facilement dès cette période de la vie que la mère a fumé, qu'elle a développé un diabète ou qu'elle avait trop de cholestérol au moment de sa grossesse (157, 222).

Mais au fait, c'est quoi l'athérosclérose ? En tout cas un processus complexe, qui fait perdre progressivement l'élasticité aux artères. On comprend mieux le terme grâce à son étymologie, qui se décompose en athérome (du grec *athéré* qui veut dire « bouillie »), symbolisant les dépôts de cholestérol, et en sclérose (de *skléros* qui signifie « dur »), à l'image de la coque fibreuse entourant l'amas graisseux.

Le *primum movens* de l'athérosclérose est un dysfonctionnement du revêtement interne de l'artère nommé endothélium. Cette dysfonction « endothéliale », induite par les facteurs de risque cardiovasculaire (cholestérol, diabète, tabac,...), diminue la souplesse des vaisseaux et augmente leur perméabilité, en particulier vis-à-vis des cellules immunitaires présentes dans la circulation sanguine ; notons que c'est la définition même de l'inflammation ! C'est d'ailleurs la raison pour laquelle les maladies cardiovasculaires sont de plus en plus considérées comme des maladies inflammatoires. Une telle intervention du système immunitaire est suggérée par le fait que l'athérosclérose est plus prononcée chez les personnes qui souffrent de maladie autoimmune, comme la polyarthrite rhumatoïde. Certains assimilent même l'athérosclérose à un processus autoimmun (ou allergique), dans lequel le cholestérol devient l'agent agresseur.

Avant de s'exprimer cliniquement, l'athérosclérose évolue en plusieurs étapes. Le cholestérol pénètre à l'intérieur de la paroi des artères sous forme de particules LDL oxydées : ce n'est donc pas uniquement le taux de cholestérol dans le sang qui détermine le risque cardiovasculaire, mais aussi et surtout le degré d'oxydation et d'inflammation.

Au tout début, des dépôts de graisse appelés « stries lipidiques » apparaissent à la surface des artères. Ces lésions ne s'aggravent pas forcément, et sont même potentiellement réversibles, mais se généralisent souvent et deviennent des plaques d'athérome qui finissent par rigidifier les artères et rétrécir leur calibre, comme le calcaire le fait dans les tuyaux de plomberie.

Au final, c'est la rupture de l'une de ces plaques d'athérome – préalablement fragilisée par l'inflammation ou un autre phénomène –, et le caillot qui en résulte, qui conduisent à l'accident aigu proprement dit, c'est-à-dire à l'infarctus du myocarde ou à l'AVC ; en fait, seules les plaques instables, à forte activité inflammatoire, sont réellement à risque. En termes de concentration dans le sang, le cholestérol n'a donc pas de rôle majeur dans le déclenchement de l'accident cardiovasculaire lui-même. En l'absence de cet évènement, l'épaississement des artères par les plaques d'athérome finissent par donner des complications moins graves, telles que l'angine de poitrine.

La face cachée des maladies cardiovasculaires, que matérialise l'athérosclérose, n'est visible que par imagerie médicale. Pendant cette phase silencieuse qui s'étend sur plusieurs décennies, l'encrassement progressif des artères peut être mesuré grâce à des examens complémentaires que pourrait prescrire votre médecin, surtout si vous êtes classé « à risque intermédiaire » sur la base des principaux facteurs de risque.

On peut ainsi anticiper le risque cardiovasculaire de façon beaucoup plus fiable en pratiquant une échographie-doppler des artères du cou qu'en utilisant simplement les facteurs de risque classiques. Cet examen permet à la fois de mesurer ce qu'on appelle l'épaisseur intima-média de la paroi artérielle et de rechercher la présence de plaques d'athérome, deux signes précliniques d'athérosclérose. Pour l'épaisseur intima-média, qui augmente aussi sous l'effet du vieillissement des artères, chaque augmentation de 0,1 mm (à partir de la valeur normale située autour de 0,9 mm) majore le risque de crise cardiaque ou d'attaque cérébrale de plus de 5%.

On fait aussi de plus en plus appel à la mesure de la vitesse de l'onde de pouls (VOP) pour évaluer la rigidité artérielle, qui reflète de la même façon le vieillissement et l'importance de l'athérosclérose. La vitesse de propagation (le long de l'artère) de l'onde provoquée par chaque battement cardiaque s'élève d'autant plus que la paroi devient rigide : au-delà de 12 mètres par seconde, on considère que le risque d'avoir un accident cardiovasculaire est accru.

Un autre marqueur important, qui peut être apprécié si vous passez cette fois une échographie cardiaque, ou plus simplement un électrocardiogramme, est l'hypertrophie ventriculaire gauche (HVG). Là encore, c'est un signe avant-coureur d'accident aigu.

Facteurs déclenchants de l'attaque

Si les facteurs liés au mode de vie et à l'environnement accélèrent la formation de l'athérosclérose, ils sont également capables de déclencher à court terme un accident cardiovasculaire, souvent en quelques jours, parfois en quelques heures, voire même en quelques minutes seulement. On connaît d'ailleurs le pic matinal d'accident cardiaque ou cérébrovasculaire, contemporain du pic de sécrétion d'hormones du stress, qui a lieu entre six heures du matin et midi.

Les principaux déclencheurs peuvent être un évènement stressant, une exposition au froid, un pic de pollution, un repas copieux, une émotion forte (y compris agréable), un accès de colère, une activité physique, un rapport sexuel, une consommation d'alcool ou de café, une infection respiratoire ou bien encore la prise de drogue. Bien sûr, le poids de chacun de ces facteurs sur la probabilité de déclencher un accident cardiovasculaire n'est pas le même, fonction non seulement de son caractère agressif sur les vaisseaux mais aussi du degré d'exposition de la population : ainsi, la pollution n'a pas un énorme pouvoir déclenchant en elle-même mais concerne tout le monde, contrairement à l'usage de la cocaïne.

L'accident aigu est habituellement lié à la formation d'un caillot, apparu à la suite de la rupture d'une plaque d'athérome.

Dans le cas du stress, le cas de figure le plus connu est la survenue d'un accident cardiovasculaire lors d'une agression ou d'une catastrophe (attentat, tremblement de terre,…). Lors de l'explosion de l'usine AZF à Toulouse, en 2001, on a enregistré trois fois plus de crises cardiaques que d'habitude parmi les gens habitant à trois kilomètres à la ronde, dans les cinq jours qui ont suivi l'accident.

Un évènement incontournable de la vie, le deuil, est également dangereux pour le cœur. Une étude réalisée chez des patients hospitalisés pour infarctus révèle que la probabilité de faire une crise cardiaque fait un bond dans les jours et semaines qui suivent la perte d'un parent, d'un conjoint, d'un enfant ou d'un ami très cher : le risque d'infarctus est multiplié par 21 dans les vingt quatre premières heures et diminue progressivement ensuite pour revenir à la normale au bout d'un mois (162).

De même, se faire diagnostiquer une maladie grave, comme un cancer, augmente rapidement les risques de maladie cardiovasculaire, indépendamment de la souffrance morale et physique inhérente au traitement lui-même. C'est bien la charge émotionnelle qu'implique l'annonce qui est ici en cause, comme le prouve une étude de l'Institut *Karolinska*, où des millions de Suédois ont été suivis entre 1991 et 2006, parmi lesquels plus de 500.000 d'entre eux ont développé un cancer : le risque de décès par accident cardiaque est six fois plus élevé au cours de la première semaine qui suit le diagnostic par rapport à une personne n'ayant pas de cancer, et est maximal lorsque le traitement s'avère difficile (65).

Au delà de ces circonstances tragiques, il peut s'agir tout simplement d'un accès de colère ou d'une émotion survenant dans la vie courante, particulièrement pour les individus qui font preuve habituellement d'agressivité et de méfiance.

Par exemple, l'infarctus peut théoriquement être déclenché par la simple vision d'un match de football à la télévision, même si cette éventualité s'avère plutôt rare.

En 2006, lors de la Coupe du monde de football en Allemagne, des chercheurs ont analysé le cas de plusieurs milliers de patients hospitalisés en urgence pour crise cardiaque dans la ville de Munich et sa région. Globalement, lors de cet évènement sportif, le nombre d'hospitalisations pour infarctus a doublé, mais comparé à celui enregistré durant les mêmes périodes en 2003 et 2004, il apparaît que les soirs de match le risque a été multiplié par plus de trois, du moins chez l'homme, plus passionné en général que la femme par le ballon rond (255).

Une étude réalisée à Shanghai, en Chine, révèle un autre danger pour le cœur – malheureusement d'actualité –, celui des variations des cours de la bourse. Pour cela, le nombre de crises cardiaques survenues entre 2006 et 2008 a été comptabilisé, tout en écartant le rôle que pouvaient jouer la météo et la pollution. Conclusion de cette étude, de fortes variations de l'indice boursier, à la baisse ou même à la hausse, augmentent le risque d'accident cardiovasculaire : chaque modification de cent points de l'indice entraîne une élévation d'un peu plus de 5% du nombre de décès par infarctus, par rapport à une stabilité des cours (146).

On a même envisagé que le jour d'anniversaire pouvait être chez certaines personnes un facteur déclencheur. C'est en regroupant les données de nombreux services d'urgence au Canada, entre 2002 et 2004, que des chercheurs ont découvert que le risque d'infarctus ou d'AVC augmentait de 27% le jour de l'anniversaire par rapport à un autre jour de l'année, alors qu'il ne change pas pour d'autres pathologies aigues, comme les crises d'asthme par exemple (205).

Le rôle déclencheur des pics de pollution est connu depuis longtemps, y compris chez les gens en bonne santé. Dans les 24 heures qui suivent, le risque d'infarctus du myocarde augmente de 69%.

Sachez pourtant que lorsque la pollution est à son niveau habituel, le degré d'exposition grimpe en flèche – et peut donc correspondre à un pic – si l'on se trouve dans le flux de la circulation, même enfermé dans sa voiture. Déjà, le programme de surveillance air et santé (PSAS), dirigé par l'Institut de veille sanitaire entre 2000 et 2004, avait permis d'évaluer l'impact de la pollution atmosphérique à court terme sur la population générale. Conduit dans neuf grandes villes françaises (Bordeaux, Le Havre, Lille, Lyon, Marseille, Paris, Rouen, Strasbourg et Toulouse), et totalisant onze millions de personnes, ce programme mettait en évidence une augmentation du nombre de décès cardiovasculaires le jour même et le lendemain de chaque élévation de la concentration en particules, en dioxyde d'azote ou en ozone.

Une équipe d'épidémiologistes affirme même qu'étant donné l'importance de l'exposition à l'échelle de la population, la pollution de l'air a un impact majeur sur l'incidence des infarctus du myocarde, dont au moins 5% en seraient la conséquence. Ainsi, en termes de santé publique, l'exposition au trafic routier, qui combine pollution, exposition au bruit et stress, représenterait le premier facteur déclenchant de crises cardiaques, avant même l'effort physique, l'alcool et le café (170). C'est après avoir compilé une trentaine d'études menées depuis plusieurs décennies que des chercheurs de l'université Paris Descartes affirment que pour chaque élévation de 10 $\mu g/m^3$ des principaux polluants rencontrés en ville, le risque d'infarctus du myocarde augmente jusqu'à 3% en une seule journée d'exposition (166).

Toujours à cause de la pollution, le déclenchement d'un AVC à court terme est également noté dans plusieurs études. Autour de Boston, aux États-Unis, on a remarqué que le risque d'être hospitalisé pour attaque cérébrale grimpe de 34% dans les vingt-quatre heures qui suivent l'élévation du taux de particules fines dans une fourchette de 15 à 40 $\mu g/m^3$ (correspondant à une pollution acceptable par les autorités), par rapport aux moments où les taux restent inférieurs à 15 µg/m^3 (254).

Aussi surprenant que cela puisse paraître, la météo est un autre facteur déclenchant possible. C'est surtout une question de température, même si d'autres paramètres météorologiques peuvent intervenir, comme la pression atmosphérique ou le caractère nuageux. À partir des données du registre de Dijon, des milliers de patients ayant fait un AVC entre 1985 et 1998 ont été sélectionnés : l'incidence des attaques cérébrales a ainsi été corrélée non seulement à la température mais aussi à plusieurs autres paramètres météo, comme l'humidité et le vent (127).

On sait que le froid augmente la pression artérielle et rend le sang plus visqueux, ce qui contribue probablement à l'excès d'hospitalisation pour infarctus ou AVC au cours de l'hiver. En constatant la chute du thermomètre, on peut ainsi prévoir le nombre d'accidents cardiovasculaires supplémentaires qui surviendront dans les jours ou semaines à venir.

Pour autant, les périodes à risque ne se limitent pas à l'hiver. Même en été, il suffit que la température chute un peu pour élever le risque d'infarctus, de l'ordre de 2% dans le mois qui suit la baisse d'un degré (20, 259). C'est donc bien la baisse de la température qui semble déterminante. Pour les accidents vasculaires cérébraux aussi, on a découvert qu'ils surviennent préférentiellement au cours des saisons intermédiaires, au moment où la température commence à baisser – en l'occurrence le printemps et surtout l'automne –, en tout cas plus souvent qu'en hiver.

Telle une grippe, un épisode infectieux peut aussi provoquer brusquement un accident cardiovasculaire, alors que la vaccination antigrippale est en revanche protectrice.

Dans le cadre du programme *United Kingdom General Practice Research Database*, des malades ont été recrutés parmi la clientèle de médecins généralistes britanniques :

l'étude montre que dans les trois jours qui suivent la survenue d'une infection respiratoire, le risque d'infarctus est multiplié par cinq et celui d'AVC par trois, et de surcroît qu'une "banale" infection urinaire peut avoir les mêmes conséquences, dans des proportions toutefois bien moindres (224).

Quant à l'activité physique ou sexuelle, si son bénéfice à long terme est bien établi, elle peut à l'inverse déclencher à court terme un infarctus ou un AVC. Bien que cela ne représente qu'une infime partie des accidents cardiovasculaires, le risque lié à l'effort est pourtant bien réel. Qu'il s'agisse de sport ou de rapport sexuel (surtout dans un contexte d'adultère), les sédentaires faisant occasionnellement un effort soutenu sont les plus menacés : en effet, ce risque d'accident aigu naît surtout du contraste entre une sollicitation soudaine du système cardiovasculaire et l'habituelle inactivité, synonyme de mauvaise condition physique.

En compilant quatorze études sur le sujet, une équipe américaine du *Tufts Medical Center* de Boston, aux États-Unis, est arrivée à la conclusion que le risque d'infarctus du myocarde est triplé lors d'un effort physique ou d'un rapport sexuel, surtout si l'on est habituellement sédentaire (47). C'est dans l'heure qui suit que la menace est la plus grande, celle-ci étant carrément multipliée par six (189). Quant au risque d'AVC, il est doublé dans l'heure suivant l'effort, si l'on en croit une étude ayant interrogé des patients hospitalisés pour ce motif entre 2001 et 2006 (161).

La survenue d'un accident vasculaire cérébral peut aussi être précipitée par la consommation d'alcool, même si la dose absorbée est en soi raisonnable. Après avoir pris du vin, de la bière ou un alcool fort, le risque double pendant une heure mais diminue rapidement ensuite (160).

Enfin, n'oublions pas l'accident cardiaque que déclenche la consommation de cocaïne ou d'une autre drogue. Le cas de la cocaïne est particulièrement exemplaire, car il concerne de plus en plus monsieur et madame tout le monde : selon le rapport 2010 de l'Observatoire des drogues, 400.000 personnes en France en prennent ainsi régulièrement. Or, on sait que l'accident cardiaque guette même pour des prises occasionnelles. Après avoir sniffé de la cocaïne, le risque d'infarctus du myocarde est multiplié par plus de vingt pendant quelques heures.

C'est en Espagne, pays où la consommation bat tous les records en Europe, qu'on en mesure vraiment l'impact sanitaire, puisque le rôle de la cocaïne intervenait chez un peu plus de 20% des patients de moins de cinquante ans hospitalisés pour un problème cardiaque en 2008, contre seulement 6,8% sept ans plus tôt (37).

ÉVALUEZ VOTRE RISQUE

1. QUESTIONS GÉNÉRALES

Qui êtes-vous ?

Si vous êtes un homme, votre risque cardiovasculaire est globalement plus élevé. On enregistre en effet davantage d'infarctus et d'AVC chez les hommes, mais les femmes restent néanmoins plus sensibles aux facteurs de risque et, lorsqu'elles sont touchées, elles ont un risque de décès plus important que les hommes.

Votre âge est bien sûr un critère important. Au cours du vieillissement, l'épaississement de la couche intermédiaire de la paroi artérielle – correspondant à ce qu'on appelle l'artériosclérose – et l'hypertrophie du cœur se surajoutent à l'athérosclérose. La propension à développer une maladie cardiovasculaire augmente ainsi avec les années, d'où l'apparition d'un surrisque statistique à partir d'un âge butoir, qui est de 50 ans chez l'homme et de 60 ans chez la femme. Mais il faut savoir que le risque d'AVC s'accroit plus vite que le risque cardiaque. Après 65 ans, l'impact de certains paramètres, comme le poids ou le cholestérol, s'atténue nettement, contrairement à la pression artérielle qui conserve tout son intérêt à n'importe quel âge.

Votre risque cardiovasculaire dépend aussi de votre origine ethnique. Les études montrent que la population immigrée d'origine africaine, hispanique ou asiatique est plus menacée que les autres. En particulier, les personnes de race noire sont plus sensibles au sel et deviennent plus facilement hypertendues : elles font en tout cas deux fois plus d'AVC que les caucasiens.

Quel est votre niveau socioéconomique ?

Plus précisément, quels sont votre niveau d'instruction, votre statut professionnel et vos revenus ? Ils influencent en effet votre risque d'infarctus ou d'AVC. L'impact de la position que vous occupez dans la société repose en partie sur les mauvais comportements que vous pouvez avoir au quotidien (tabac, malbouffe,...), et peut-être aussi sur des facteurs de risque professionnels, comme du stress au travail, une exposition au bruit ou des horaires décalés. Certaines professions, comme les routiers, les conducteurs de bus et les taxis, cumulent souvent toutes ces conditions.

Pourtant, cette relation entre le statut social et le risque cardiovasculaire persiste même après ajustement sur les principaux facteurs de risque. À style de vie égal, les non-diplômés font toujours plus de complications que les autres, ouvriers en tête. Durant la période 2000-2001, on a remarqué que parmi les personnes hospitalisées en Grèce pour un premier épisode cardiaque, celles dont le niveau d'étude est moyen ou faible ont respectivement 65% et 82% de risque en plus d'être malade du cœur, par rapport à celles qui ont fait des études supérieures, et ce indépendamment des facteurs de risque bien connus de tous (187). On connaît d'ailleurs la surmortalité des travailleurs manuels, mais selon une autre étude, un travailleur non-manuel possédant un diplôme d'études secondaires a 63% de risque en plus de faire un infarctus par rapport à une personne ayant une formation universitaire, alors qu'un autre travailleur non-manuel n'ayant que le niveau de l'école primaire voit son risque multiplié par quatre, soit bien plus qu'un travailleur manuel, dont le risque n'est « que » doublé (82).

Il existe aussi un lien avec votre appartenance sociale dans l'enfance, estimée d'après la profession qu'exerçaient vos parents, même si l'on tient compte de vos facteurs de risque actuels (194). Quelle que soit la position sociale qu'on occupe, le fait d'être d'origine modeste augmente statistiquement le risque d'avoir un problème cardiovasculaire, en partie à cause d'un surplus de graisses dans le ventre, d'une élévation de la pression artérielle et d'une baisse du bon cholestérol (78, 118). À titre d'exemple, on a tenu compte de ce paramètre chez des étudiants en médecine, promis logiquement à un statut socioéconomique au-dessus de la moyenne : il ressort que ceux qui viennent d'un milieu défavorisé ont un risque plus que doublé de devenir coronariens avant leur cinquantième anniversaire (117).

Enfin, où habitez-vous et comment vivez-vous ? Certes, les maladies cardiovasculaires obéissent à un gradient nord-sud, impliquant que si vous habitez dans le Pas-de-Calais ou en Alsace, votre risque d'infarctus ou d'AVC est théoriquement plus important que celui d'un habitant du reste de la France. Mais, à plus petite échelle, le contexte socioéconomique du quartier dans lequel vous vivez, et en particulier la moyenne des revenus, joue également un rôle, indépendamment de votre propre niveau social. D'après les cas d'accidents vasculaires cérébraux survenus dans la région de Dijon entre 1995 et 2003, c'est chez la femme que cette relation est la plus marquée, alors que chez l'homme l'influence du quartier ne semble jouer que dans la tranche d'âge 40-59 ans (85).

Si le fait de vivre en couple diminue la fréquence de certains facteurs de risque, comme le cholestérol, la pression artérielle et le poids, la cohabitation perd tout son bénéfice cardiovasculaire lorsqu'elle est source de conflits. À l'inverse, la solitude est particulièrement délétère, et en passe de devenir un important facteur de risque. Si vous vivez seul, mais surtout si vous n'avez pas ou peu de contact social, comme plus de 10% de la population française (*dixit* le rapport 2012 de la Fondation de France), vous êtes plus exposé aux maladies cardiovasculaires. À partir du registre REACH (*REduction of Atherothrombosis for Continued Health*), on a montré que sur une période de quatre ans, 8,6% des personnes seules sont décédées, contre seulement 6,8% des personnes non isolées : le risque de décès lié à la solitude s'avère maximal entre 45 et 65 ans. Chez les mères seules, par exemple, ayant un ou plusieurs enfants à charge, on dénombre trois fois plus d'accidents cardiovasculaires que chez les femmes vivant en couple (266). Sans même avoir de symptôme particulier, on sait d'ailleurs que les personnes divorcées ou veuves ont des artères plus calcifiées que la moyenne.

Êtes-vous intelligent ?

Gare aux maladies cardiovasculaires si vous n'êtes pas intelligent ! Une affirmation qui pourrait passer pour une plaisanterie. Et pourtant le fameux QI est bel et bien relié au fonctionnement du cœur et des vaisseaux, ce qui reste somme toute logique si l'on admet que la bonne santé du cerveau va de pair avec celle de l'appareil circulatoire. En effet, tout comme la santé cardiovasculaire, le quotient intellectuel reflète en partie les conditions dans lesquelles le cerveau s'est développé : l'alimentation et la pollution en sont d'ailleurs les principaux déterminismes. De surcroît, le QI influencerait l'application des règles d'hygiène de vie, les moins intelligents ayant une conception erronée de ce qu'est un mode de vie sain.

Chez d'anciens combattants américains, à qui on avait mesuré l'intelligence à l'entrée au service militaire, un lien a été établi entre les capacités cognitives et l'athérosclérose (75).

Partant du constat qu'une intelligence limitée est associée aux maladies cardiovasculaires, une équipe britannique du *Medical Research Council* a été plus loin en comparant l'impact du QI à celui des principaux facteurs de risque. Pour cela, plus d'un millier d'hommes et de femmes de cinquante-cinq ans en moyenne ont été suivis à partir de 1987, date à laquelle ils ont subi un examen clinique, un interrogatoire et surtout un test d'intelligence. Vingt ans plus tard, force a été de constater qu'un faible QI influence davantage le risque d'accident cardiovasculaire qu'un faible revenu, qu'une hypertension artérielle ou qu'un manque d'exercice physique : d'après cette étude, la mesure de l'intelligence arrive en deuxième position pour prédire le risque de décès par maladie cardiovasculaire, seules les habitudes tabagiques étant plus déterminantes encore (14).

Quelle est votre personnalité ?

Le profil psychologique influence fortement la santé cardiovasculaire. Votre risque de complication augmente si vous êtes dominé par les émotions négatives, indépendamment du stress que vous subissez et du mode de vie que vous adoptez.

Vous faites partie des individus les plus menacés par les accidents cardiovasculaires si vous avez une personnalité de type A. Ce qui signifie que vous êtes un « hyperactif », pour qui la vie est une lutte permanente contre le temps et les autres. Toujours pressé, perfectionniste, vous avez un goût marqué pour les défis personnels et la compétitivité, et vous vous polarisez sur le travail.

En réalité, plus que ce côté hyperactif, ce sont l'hostilité – autrement dit le fait de se mettre facilement en colère et de se méfier en permanence des autres – ainsi que le cynisme qui menacent le plus le cœur et les vaisseaux. Si c'est votre cas, vous doublez votre risque d'avoir un problème cardiaque dans les dix ans à venir, quels que soient les autres facteurs de risque que vous présentez (172). Différentes études ont associé ce comportement « toujours grincheux » à des modifications biologiques favorisant la progression de l'athérosclérose, à commencer par l'inflammation. Après avoir épluché de nombreux dossiers d'hospitalisation, une équipe du Département de psychologie sociale à Helsinki, en Finlande, a découvert que parmi les gens hostiles, ce sont ceux qui maîtrisent moins bien leur colère qui ont le plus de risques d'avoir un problème cardiaque ou cérébral (94).

Si vous êtes à l'opposé de ce type A, doté de ce qu'il est convenu d'appeler une personnalité de type D, votre risque cardiovasculaire est également accru. Cette fois-ci, votre comportement est au contraire « inhibé ». Plutôt pessimiste, inquiet et manquant de confiance en vous, vous évitez les contacts avec les autres et passez le plus clair de votre temps à dissimuler les sentiments négatifs qui vous assaillent continuellement.

Comme le montre une étude réalisée dans la population islandaise, les personnes répondant à ce profil psychologique ont plus de facteurs de risque que les autres (hypertension, cholestérol, tabac, sédentarité,...) et leur chance d'avoir un problème cardiovasculaire dans les dix ans à venir est supérieur à 10% (237).

En cas d'anxiété ou de dépression, l'impact sur la santé cardiovasculaire est là encore marqué, et indépendant du stress ressenti.

D'après des statistiques obtenues chez des vétérans de l'armée américaine, une personne anxieuse a 26% de risque en plus de faire un infarctus par rapport à celle dépourvue d'anxiété, et 50% de risque en plus d'en mourir (198, 208). Au-delà de l'anxiété généralisée, il peut aussi s'agir du stress post-traumatique ou des attaques de panique, véritables crises d'angoisse se manifestant selon les cas par des palpitations, des sueurs, un tremblement, un essoufflement voire une authentique douleur dans la poitrine. Parmi les femmes ménopausées ayant eu ce type de crise, on compte trois fois plus d'infarctus et d'AVC sur une période de seulement cinq ans (227).

D'autres travaux relient la dépression aux maladies cardiovasculaires, y compris dans sa forme bipolaire, où l'humeur dépressive alterne avec des phases maniaques. Certes, le suicide en est le risque majeur, mais les trois millions de dépressifs comptabilisés en France sont également menacés d'infarctus ou d'AVC. Au niveau cardiaque, cette relation est d'autant plus marquée qu'on est jeune : avant quarante ans, un état dépressif ou des antécédents de tentative de suicide multiplient respectivement par quatre et par sept le risque de mourir d'une crise cardiaque dans les quinze ans à venir, et même par quatorze lorsqu'on est une femme, soit bien plus que le fait de fumer ou d'être obèse (216). Par ailleurs, de nombreuses études montrent qu'un état dépressif augmente de 45% le risque d'accident vasculaire cérébral (178).

Quel est votre groupe sanguin ?

Un nouveau facteur de risque cardiovasculaire serait de ne pas être du groupe O – le plus fréquent dans la population –, ou plus précisément d'être du groupe B ou AB. C'est en effet la présence de l'antigène B à la surface des globules rouges qui semble en cause, laquelle a déjà été associée aux facteurs de risque habituels comme le cholestérol et la pression artérielle : cela augmenterait la viscosité du sang et donc le risque de caillot. Notons que cette association concerne les gens qui appartiennent aux groupes sanguins minoritaires.

Selon une étude présentée au congrès 2011 de l'*American Heart Association*, menée sur un total de 90.000 adultes suivis durant une vingtaine d'années, les hommes et les femmes du groupe AB ont 29% de risque en plus de faire un AVC par rapport à celles de groupe O, et les femmes du groupe B (mais pas les hommes) 17% de plus.

Quelles sont vos mensurations ?

Tout d'abord, faites-vous partie des grands ou des petits ? Votre risque cardiovasculaire dépend en effet de votre taille. Plus on est petit, plus le cholestérol et la glycémie augmentent, et plus les artères ont tendance à s'encrasser rapidement (67, 242). Si vous êtes une femme mesurant moins de 1,52 m ou un homme mesurant moins de 1,63 m, vous êtes alors plus exposé à l'infarctus du myocarde ou cérébral. En particulier, pas moins de cinquante-deux études consacrées à ce lien entre la taille et le risque cardiovasculaire indiquent de façon unanime que par rapport à ceux qui mesurent plus de 1,73 m, le risque d'infarctus du myocarde est majoré de moitié chez ceux qui n'atteignent pas 1,60 m (177).

Mesurez aussi la longueur de vos jambes, car ce qui compte le plus, c'est en fait la proportion entre les jambes et le tronc. Avoir de « petites jambes » est une caractéristique à haut risque cardiovasculaire, quelle que soit sa taille par ailleurs.

Passons maintenant au poids ! Vous faites peut-être partie de la moitié des français en surpoids ou obèse. Si c'est votre cas, votre risque cardiovasculaire est théoriquement plus élevé. Chez des infirmières américaines, on a montré que le simple fait de prendre 4 à 10 kg suffit à augmenter de 27% le risque de maladie coronaire, pour une même activité physique et quels que soient les autres facteurs de risque (141). Côté AVC, une méta-analyse annonce 22% de risque en plus en cas de surpoids et 68% en cas d'obésité (234).

En réalité, si l'impact est marqué avant soixante ans, au-delà, en revanche, le risque cardiovasculaire augmente surtout pour une femme très enrobée voire obèse, ou à l'inverse très maigre.

De plus, l'ancienneté de l'embonpoint compte autant que sa sévérité. Vous deviendrez plus facilement cardiaque si vous avez commencé à grossir quand vous étiez jeune adulte. Si vous êtes obèse depuis moins de cinq ans, votre risque de mourir d'un problème cardiovasculaire augmente de 68%, alors qu'il est pratiquement triplé si vous affichez ce poids depuis plus de vingt-cinq ans (1).

Pour autant, un poids normal, ou même un indice de masse corporelle compris entre 19 et 25 kg/m², ne suffit pas à écarter tout risque cardiovasculaire.

Il vaut mieux se fier à son tour de taille, mesuré au niveau du nombril. Même si vous n'avez pas de surpoids, vous pouvez vous considérer en danger si votre tour de taille dépasse 80 cm pour une femme ou 94 cm pour un homme. D'après l'étude IDEA (*International Day for Abdominal Obesity*), menée à travers le monde sur près de 170.000 adultes choisis parmi les patients de médecins généralistes, un homme sur trois et une femme sur deux sont dans ce cas (11). Sachez en tout cas qu'au-delà de 102 cm chez l'homme et de 88 cm chez la femme, le risque cardiovasculaire est considérablement accru.

Un autre paramètre facile à mesurer et *a priori* particulièrement fiable est l'indice de corpulence structurelle ou ICS (6). Il s'agit en fait du ratio entre votre tour de taille et votre taille en hauteur (tour de taille divisé par la taille) : l'excès de risque cardiovasculaire apparaît dès lors que ce rapport est supérieur à 0,5, c'est-à-dire si votre tour de taille représente plus de la moitié de votre taille.

Si l'on parle beaucoup de graisses corporelles pour évaluer le risque cardiovasculaire, l'état des muscles est également déterminant. Pour l'évaluer, on peut mesurer la circonférence musculaire ou bien la force musculaire elle-même.

Votre tour de cuisses, pris au niveau de l'aine, est un marqueur intéressant à la fois de votre masse musculaire et de votre risque cardiovasculaire. D'autant qu'à cet endroit du corps, la graisse est plutôt considérée comme protectrice. Une équipe danoise de l'Institut de médecine préventive de Copenhague a effectué des mesures au sein de la population, et constaté au bout de douze ans que le fait d'avoir des cuisses fines était préjudiciable au cœur, indépendamment des autres facteurs de risque : d'après cette étude, votre chance d'avoir un problème cardiaque est doublé si votre périmètre de cuisse est inférieur à 60 cm, que vous soyez une femme ou un homme (95).

Quant à la force musculaire, elle a été mesurée sur plus d'un million d'adultes jeunes en testant une simple poignée de main, ainsi que la flexion du coude et l'extension du genou : il ressort qu'en cas de déficit musculaire, le risque d'infarctus ou d'AVC plus tard dans la vie augmente, quels que soient le poids et la taille de l'individu (220).

En réalité, le retentissement des rondeurs sur le cœur et les vaisseaux n'est pas encore complètement établi. Le dogme selon lequel le surpoids et l'obésité sont des facteurs de risque indépendants de maladie cardiovasculaire fait actuellement l'objet de débats. Près d'une soixantaine d'études sur le sujet, dans lesquelles les gens ont été suivis sur une longue période, convergent pour affirmer que l'IMC et même le tour de taille n'offrent aucune valeur ajoutée en termes de prédiction du risque par rapport au chiffre qu'affiche tout simplement votre balance (104). Comment est-ce possible ? Eh bien, même s'il est irréfutable qu'un poids excessif accroît statistiquement le risque cardiovasculaire, on pense de plus en plus qu'il agit par le truchement des autres facteurs de risque souvent associés, en particulier le cholestérol, le diabète et la tension. Dans la population américaine, ce profil cardiométabolique à risque concerne les deux tiers des obèses, la moitié des individus en surpoids, mais aussi – contrairement aux idées reçues – un quart de ceux dont le poids est normal (256). Autrement dit, bon nombre d'entre vous, d'allure plutôt svelte, courent davantage de risque d'avoir un problème cardiovasculaire que certaines personnes enrobées de leur entourage (199).

Enfin, une autre façon de tester son risque cardiovasculaire est de comparer la longueur de ses doigts. Normalement, si vous êtes un homme, votre index est plus court que votre annulaire, alors que si vous êtes une femme, ils sont de la même longueur. Cette différence, qu'on qualifie de ratio 2D:4D dans le jargon médical, traduit l'imprégnation hormonale – c'est-à-dire l'équilibre entre les œstrogènes et la testostérone – que vous avez subie au cours de votre vie intra-utérine. Ce paramètre varie notamment avec la corpulence qu'avait votre mère pendant sa grossesse.

En Grèce, où l'on a comparé une centaine de personnes hospitalisées pour infarctus du myocarde à d'autres indemnes du même âge, on est arrivé à la conclusion que les hommes dont l'index est aussi long que l'annulaire, c'est-à-dire possédant les caractéristiques digitales normalement réservées aux femmes, ont le risque cardiaque le plus élevé (126).

Êtes-vous dégarni ?

Avec l'avancée en âge, la perte de cheveux est inéluctable. Mais lorsqu'elle devient excessive, on parle en général d'alopécie androgénétique, une calvitie liée à une hypersensibilité à la testostérone. La moitié des hommes mais aussi 20% des femmes sont concernés par ce problème, en sachant que si vous êtes une femme, vous pouvez également vous dégarnir en raison d'un éventuel syndrome des ovaires polykystiques, autre prélude aux complications cardiovasculaires.

Se dégarnir rapidement semble être un indicateur fiable du risque cardiaque, tant chez la femme que chez l'homme (148, 151).

D'ailleurs, plus la calvitie apparaît tôt dans la vie, plus la pression artérielle, la glycémie et le tour de taille augmentent. Dans le service de dermatologie de l'hôpital de Grenade, en Espagne, des chercheurs ont évalué la fréquence des facteurs de risque cardiovasculaire chez les personnes atteintes précocement d'alopécie androgénétique par rapport à des témoins du même âge : résultats, plus de la moitié des hommes et des femmes ainsi dégarnis avaient un syndrome métabolique, contre à peine 8% des témoins, et près de 30% avaient des plaques d'athérome à l'examen échographique des carotides, contre seulement 10% environ des témoins (5).

Quel est votre poids de naissance ?

D'une manière générale, la vitesse à laquelle vous vous êtes développé dans le ventre de votre mère et le délai que vous avez mis pour arriver au monde influencent vos facteurs de risque cardiovasculaire et la santé de vos artères (222).

Si vous retrouvez la trace de votre carnet de santé, et que votre poids de naissance y figure, sachez qu'il peut vous indiquer une telle prédisposition. Ce poids que vous aviez au moment de naître est indépendant de votre corpulence actuelle, mais si vous cumulez à la fois un surpoids et un petit poids de naissance, votre risque d'infarctus du myocarde est carrément multiplié par dix (190).

Que vous soyez prématuré ou que vous ayez eu un retard de croissance intra-utérin, votre propension à faire une complication cardiovasculaire est plus élevée que la moyenne, surtout si votre poids à la naissance était inférieur à 2,5 kg. Si c'est votre cas, vous avez certainement davantage de cholestérol et de triglycérides, une tension artérielle plus haute, plus de graisses dans le ventre et des artères plus épaisses que la normale (223). Grâce au suivi depuis leur naissance de 700.000 Suédois nés dans les années 1970, on a prouvé qu'il existe une plus forte mortalité chez les personnes nées avant 37 semaines de gestation, en grande partie d'origine cardiovasculaire (46).

Si au contraire vous pesiez plus de 4 kg, vous êtes également plus à risque, mais de façon moins marquée.

Rappelez-vous aussi le poids de naissance de vos enfants ! Sachez que celui-ci, voire même celui de vos petits-enfants, peut vous renseigner sur votre propre tendance à développer un problème cardiaque ou cérébral. Si la santé des parents influence celle des descendants, l'inverse est également vrai : les maladies cardiovasculaires sont en effet plus fréquentes chez les personnes dont les enfants ou les petits-enfants ont un faible poids de naissance. Si tel est votre cas, vous avez probablement davantage de facteurs de risque qu'une autre personne, notamment trop de poids, trop de tension artérielle ou trop de cholestérol.

Les dernières études en date montrent que c'est la femme qui pâtit le plus de cette relation. À Taiwan, où près d'un million et demi de couples ont été suivis pendant au moins vingt ans après la naissance de leur enfant, la mortalité cardiovasculaire des mères qui ont accouché d'un bébé chétif s'avère deux fois plus importante que celle des femmes ayant mis au monde un enfant « dans les normes », tandis que celle des pères concernés n'augmente que très légèrement (138). Ainsi, par rapport à une femme qui a donné naissance à un enfant né à terme et de bonnes dimensions, celle qui a accouché d'un bébé prématuré ou né à terme mais chétif voit son risque de maladie cardiovasculaire grimper au minimum de 38%, voire même tripler dans les cas les plus graves, en particulier si l'enfant était à la fois prématuré et ralenti dans sa croissance (28).

À deux générations d'intervalle, on est arrivée au même constat en confrontant le risque de maladie coronaire ou d'AVC chez des séniors au poids de naissance de leurs petits-enfants (225).

Comment avez-vous grandi ?

Votre risque cardiovasculaire dépend en partie de la façon dont vous vous êtes développé depuis la naissance.

Si votre croissance a été décousue, vous risquez de développer plus vite de l'athérosclérose. En effet, même si l'obésité à l'âge adulte favorise les maladies cardiovasculaires, les individus qui font un infarctus du myocarde ou un AVC étaient souvent maigres dans la petite enfance, ce qui peut paraître *a priori* paradoxal. Dans la ville d'Helsinki, en Finlande, où l'on a analysé le profil de patients hospitalisés pour un problème coronaire ou décédés peu après de la maladie, il apparaît clairement que ces individus ont pris rapidement du poids depuis l'enfance après avoir été petits et maigres jusqu'à l'âge de deux ans (13).

Souvenez-vous aussi de la corpulence que vous aviez dans l'enfance puis à l'adolescence ! Elle a un effet direct sur votre santé cardiovasculaire actuelle. Les adultes qui avaient des facteurs de risque dans l'enfance ont des artères plus épaisses que les autres.

Si vous étiez un enfant trop gros, par exemple, il y a toutes les chances pour que vous le soyez encore aujourd'hui. Or, une publication présentée lors du congrès 2008 de l'*American Heart Association* montre que les enfants obèses ont des artères aussi vieilles qu'un adulte de la quarantaine, ce qui laisse perplexe sur l'état vasculaire d'un obèse qui le serait depuis l'enfance.

Toutefois, on ne sait pas vraiment si l'impact vasculaire est lié uniquement à la persistance de l'obésité à l'âge adulte ou s'il subsiste en cas de normalisation précoce du poids ; autrement dit, s'il s'agit d'un facteur de risque indépendant. Certaines études montrent en effet que si vous avez été enrobé dans l'enfance ou à l'adolescence, votre tendance à développer une maladie cardiovasculaire est plus importante que la moyenne, que vous ayez ou non actuellement des facteurs de risque, et même si vous avez maigri depuis (10, 35, 71, 243). À l'inverse, d'autres travaux obtiennent des résultats plus rassurants, suggérant que le risque diminue si on est revenu à son poids normal avant de devenir adulte : au cours de la *Harvard Alumni Study*, dans laquelle des hommes ont été suivis pendant plus de cinquante ans, des chercheurs ont montré que même si les jeunes obèses meurent deux fois plus souvent d'un problème cardiaque plus tard dans leur vie, par rapport à ceux de poids normal, cette relation disparaît si l'on tient compte du poids qu'ils auront à la quarantaine (84, 111).

L'âge auquel vous avez débuté votre puberté est une autre composante non négligeable de votre risque cardiovasculaire. Se transformer plus tôt que prévu, impliquant souvent d'avoir une pression artérielle plus haute que la normale, est un réel facteur de risque. En tant que femme, en particulier, votre risque de mourir d'un infarctus ou d'une congestion cérébrale est augmenté si vos règles sont apparues prématurément, c'est-à-dire bien avant l'âge de treize ans (106, 128).

Quelles sont vos expériences précoces ?

Votre santé cardiovasculaire dépend en partie de ce que vous avez vécu durant votre vie intra-utérine ou au cours des premières années de votre existence. Une agression précoce peuvent avoir fragilisé votre cœur et vos vaisseaux, comme en témoignent dans ce cas la fréquence des niveaux élevés de pression artérielle et des mauvais résultats d'analyse (cholestérol et glycémies plus élevés). Par exemple, une simple infection pendant la grossesse de votre mère peut suffire : selon une étude parue en 2009 dans le *Journal of Developmental origins of Health and Disease*, on sait que les individus dont les mères ont été exposées au virus H1N1 lors de la grippe espagnole de 1918 sont plus sensibles aux maladies cardiovasculaires.

Vous êtes également plus à risque si votre mère avait un problème de poids, fumait, manquait de vitamine D ou souffrait de diabète, de cholestérol ou d'hypertension artérielle pendant sa grossesse, ou bien encore si vous avez été nourri au biberon plutôt qu'allaité au sein. Vous avez alors probablement plus de cholestérol, plus de glycémie et de pression artérielle, et vos artères sont plus sujettes à l'athérosclérose.

Bien que la technique de procréation médicalement assistée (PMA) manque de recul, puisque le plus ancien bébé-éprouvette n'a qu'une trentaine d'années, la fécondation *in vitro* (FIV) semble également responsable d'une susceptibilité accrue aux maladies cardiovasculaires pour celles et ceux qui ont été conçus de cette façon : en attestent leurs artères plus rigides et plus épaisses que la moyenne.

De même, votre risque d'accident cardiaque ou d'AVC peut être accru si vous avez vécu des évènements stressants dans votre enfance, ceux-ci accentuant la réactivité au stress, l'inflammation et les problèmes métaboliques durant toute votre vie.

La moindre histoire de traumatisme dans l'enfance, comme une hospitalisation prolongée, la maladie d'un proche, des conflits familiaux, une maltraitance ou la séparation d'avec la mère, peut être en cause (123). On sait que les individus qui ont été placés dans une famille d'accueil quand ils étaient petits, durant la guerre de 1939-1945, font plus d'accidents cardiovasculaires que les autres (3).

Même votre mois de naissance trahit votre risque de mourir d'un problème cardiovasculaire. En Allemagne, à partir des six millions de décès d'origine cardiovasculaire enregistrés entre 1992 et 2007, des scientifiques ont confirmé cette relation. Tant chez la femme que chez l'homme, le fait d'être né autour du mois de mai augmente le risque de mourir prématurément d'une telle complication, surtout par rapport à ceux nés autour du mois de novembre : au moment du décès, la différence d'âge entre les natifs des mois de mai et de novembre est d'un peu plus de sept mois chez les femmes et de près d'une année chez les hommes (191).

Avez-vous des antécédents familiaux ?

L'existence d'un cas familial de maladie cardiaque ou cérébrovasculaire n'a de valeur prédictive que s'il est précoce et qu'il concerne un proche du premier degré, c'est-à-dire un père, une mère, un frère, une sœur, un fils ou une fille. S'il s'agit d'un homme touché avant ses 55 ans ou d'une femme touchée avant ses 65 ans, l'impact est ainsi bien réel.

Si c'est votre cas, il est fort possible que vous ayez une athérosclérose latente, n'entraînant pour l'instant aucun symptôme, et que seuls des examens complémentaires pourraient matérialiser, sous la forme d'épaississement ou de calcifications des artères. Dans le cadre de l'étude MESA (*Multi-Ethnic Study of Atherosclerosis*), des milliers de séniors ne souffrant d'aucun symptôme ont été justement examinés dans le but de rechercher d'éventuelles calcifications vasculaires : il ressort que les hommes et les femmes qui ont des antécédents de maladie coronaire prématurée dans leur famille proche ont 84% de risque en plus d'avoir des artères calcifiées ; ce qui est particulièrement notable, c'est que la valeur de ces antécédents familiaux pour deviner le degré d'athérosclérose existe même si la personne été classée à risque modéré ou faible à partir des principaux facteurs de risque cardiovasculaire (168). En testant cette fois un autre paramètre, une étude plus récente corrobore ce lien en montrant que les personnes qui ont un parent, un frère ou une sœur malade prématurément des coronaires ont des artères plus rigides que celles dépourvues de tels antécédents familiaux, sans que l'hypertension artérielle ou que d'autres facteurs de risque ne soient en cause (164).

Ainsi, par exemple, le fait d'avoir un de ses parents victime d'AVC multiplie par trois le risque de faire soi-même un AVC (214). Mais les antécédents familiaux ne prédisposent pas exclusivement à la même pathologie : votre risque coronaire s'accroît aussi lorsqu'un membre direct de votre famille a souffert d'AVC, et votre risque cérébrovasculaire s'élève de la même façon s'il s'agit d'un accident cardiaque.

À l'heure où des tests génétiques pullulent pour donner le catalogue des gènes prédisposant aux maladies, la question de leur utilité se pose plus que jamais. En effet, si de nombreux variants de gènes ont été associés aux maladies cardiovasculaires, leur impact est loin d'être établi avec certitude. Certes, la prédisposition génétique en augmente de 20 à 30% le risque. Mais on a démontré ses limites prédictives chez des participantes à la *Women's Genome Health Study* : parmi près de vingt mille femmes chez qui on a calculé le risque génétique à partir d'une centaine de gènes de susceptibilité connus, la probabilité d'avoir un problème cardiovasculaire n'était que de 3,7% pour celles qui avaient plus de cent mutations à risque, alors qu'elle était de 3% – donc très proche – pour celles qui en possédaient beaucoup moins de cent (182).

Deux études présentées au Congrès 2010 de l'*American Heart Association* montrent de manière convergente que le rôle du mode de vie est plus important que les éventuelles prédispositions génétiques dans la genèse des maladies cardiovasculaires. D'un côté, l'étude CARDYA (*Coronary Artery Risk Development in Young Adults*), dans laquelle ont été suivis des hommes et des femmes âgés de 18 à 30 ans, prouve qu'au bout de vingt ans le profil cardiovasculaire se détériore d'autant plus que le nombre de comportements vertueux diminue. De l'autre, la fameuse étude de Framingham confirme ces résultats sur trois générations.

Et même en imaginant que vous soyez génétiquement prédisposé, on a désormais la preuve que le mode de vie est capable de compenser cette fragilité constitutionnelle. À propos du chromosome 9, on a montré qu'à condition de manger beaucoup de fruits et légumes frais, les personnes à risque génétique élevé ont quasiment la même probabilité de faire une crise cardiaque que celles qui ont un faible risque génétique (57).

Quoi qu'il en soit, si vous avez un parent atteint d'une maladie cardiovasculaire, cela n'implique pas obligatoirement qu'un facteur génétique soit en cause. Les habitudes de vie familiales peuvent tout simplement en être en cause.

Avez-vous eu beaucoup d'infections ?

Un faisceau d'arguments suggère que l'étendue de l'athérosclérose dépend du nombre d'infections auxquelles un individu a été exposé. Les antécédents infectieux augmenteraient ainsi les risques de faire un infarctus ou un AVC. Cette hypothèse ne date pas d'hier. Chez les personnes victimes d'infarctus ou d'AVC qui ont été opérées des carotides ou des coronaires, on peut découvrir des germes au niveau des plaques d'athérome provenant des tissus qui ont souffert du manque d'apport sanguin. On peut également trouver des anticorps dans leur sang, attestant indirectement de la présence de ces microbes.

L'athérosclérose serait ainsi favorisée par des bactéries ou des virus courants, comme *Helicobacter pylori* (à l'origine de l'ulcère duodénal), *Chlamydia pneumoniae* (à l'origine d'infections respiratoires), le cytomégalovirus (responsable de la mononucléose) ou même les virus du zona, de l'herpès et du SIDA. Ces microorganismes augmenteraient l'inflammation et du même coup le dysfonctionnement des vaisseaux. La bactérie *Chlamydia pneumoniae* a été associée à une augmentation du risque d'infarctus du myocarde. Quant au virus du zona, il semble majorer le risque d'attaque cérébrale : entre 1997 et 2001, près de huit mille patients traités pour ce problème dermatologique ont été comparés à des témoins indemnes de l'infection, et il en ressort que le risque d'AVC est majoré de 31% dans l'année qui suit l'épisode, et même quadruplé en cas zona ophtalmique (112).

Parmi les patients victimes d'attaque cérébrale, près d'un tiers d'entre eux ont présenté une infection peu de temps avant d'être hospitalisés. Aux États-Unis, des chercheurs de l'université Columbia de New-York ont voulu quantifier le risque d'AVC en fonction du nombre d'infections contractées par un individu, ce qu'ils ont nommé le « poids infectieux ». Pour cela, ils ont procédé à des tests sérologiques chez plus d'un millier de personnes suivies pendant une moyenne de huit ans : les germes ciblés étaient impliqués dans des infections courantes. Bien que chaque infection prise individuellement ne semble pas influencer franchement le risque d'AVC, ce dernier grimpe de 39% à chaque déviation standard de l'indice cumulé des cinq résultats, c'est-à-dire à chaque fois que les infections s'additionnent (62).

On voit donc que le fait de contracter beaucoup d'infections au cours de sa vie est plutôt péjoratif pour l'appareil cardiovasculaire, signe d'un mauvais état de santé en général.

Avez-vous des problèmes bucco-dentaires ?

Il ne s'agit ici que d'un cas particulier du problème infectieux, mais cette question est cruciale. Prêtez attention à l'état de vos dents et surtout à vos gencives ! Votre santé cardiovasculaire en dépend. En effet, le lien entre les deux ne fait plus aucun doute, et ne se limite pas au bien connu risque d'infection des valves cardiaques après avoir subi des soins dentaires importants. Une abondante littérature scientifique fait état d'une aggravation du risque d'infarctus du myocarde et d'AVC en cas de maladie parodontale, c'est-à-dire pour simplifier de déchaussement des dents.

Dans le cadre de l'étude INVEST (*Oral infections and vascular disease epidemiology study*), des chercheurs de l'Université du Minnesota, aux États-Unis, ont objectivé une corrélation entre l'état dentaire et le degré d'athérosclérose. En soumettant des personnes sans antécédent à des prélèvements gingivaux ou à un simple examen dentaire, puis à une échographie des artères du cou, ils ont découvert que l'épaisseur des artères augmente avec la quantité de germes présents dans leur bouche, et que la fréquence des plaques d'athérome s'élève avec le nombre de dents qu'elles ont en moins : 46% des adultes à qui il manque une à neuf dents, et 60% de ceux à qui il manque dix dents ou plus, souffrent ainsi d'athérosclérose (54, 55).

Quant à l'étude allemande CORODONT (*Coronary Event and Periodontal Disease*), qui a comparé les germes buccaux provenant soit de patients atteints d'une maladie coronaire confirmée par coronarographie, soit de personnes témoins, elle montre que l'abondance de certaines bactéries pathogènes double le risque d'avoir un problème cardiaque, voire le triple lorsque l'une d'entre elles est présente, à savoir *Actinobacillus A* (230).

La maladie parodontale, correspondant à l'atteinte de la gencive puis des autres tissus qui entourent et soutiennent la dent (ligament et os alvéolaire), est un élément prédictif majeur du risque d'infarctus ou d'attaque cérébrale. Pour le cerveau, l'impact semble même plus important que le fait d'avoir un diabète ou une hypertension artérielle, pourtant considéré comme une situation à risque majeur. Quant aux caries, elles pourraient aussi faire le lit des maladies cardiovasculaires, par le biais d'infections dentaires particulières que l'on nomme périapicales.

Mais comment savoir si l'on fait de la gingivite ? C'est en effet le premier signe de la maladie parodontale, témoin d'une réaction inflammatoire liée à l'accumulation de la plaque dentaire et des bactéries qu'elle abrite. À ce stade, les gencives sont enflammées, sensibles, et saignent facilement lors des brossages ou simplement en mangeant. En l'absence de traitement, c'est-à-dire de détartrage chez le dentiste, l'infection gagne du terrain, ce qui conduit au déchaussement des dents puis à leur perte pure et simple. Mais l'histoire ne s'arrête pas là, car en proliférant dans la bouche, les bactéries pathogènes – comme *Porphyromonas gingivalis* – peuvent migrer dans la circulation sanguine : c'est au cours de ces bactériémies que les germes peuvent s'accrocher sur des plaques d'athérome et attaquer les vaisseaux (directement ou en stimulant l'inflammation), ce qui accélère *in fine* la formation de l'athérosclérose.

Le manque d'hygiène dentaire, qui influence le risque de maladie parodontale, est donc une composante non négligeable du risque vasculaire. Chez des adultes d'environ cinquante ans, à qui on avait dosé dans le sang certains marqueurs de l'inflammation (CRP et fibrinogène), on a montré que par rapport à ceux qui se brossent les dents deux fois par jour, ceux qui le font moins d'une fois ont 70% de risque en plus d'avoir un problème cardiovasculaire, quels que soient leurs autres facteurs de risque et le nombre de visites qu'ils font chez le dentiste (53).

Plus on oublie de se brosser les dents, plus les germes prolifèrent, et plus l'athérosclérose progresse. Or, selon une enquête IFOP datant de 2011, seuls 16% des français respectent les trois brossages quotidiens recommandés, alors que la moitié (53%) ne le fait que deux fois par jour, et même une seule fois pour un tiers d'entre eux (31%).

Le nombre de dents, qui dépend en partie de l'état du parodonte, influence lui aussi le risque cardiovasculaire. D'après une étude réalisée chez des coréens, soumis à la fois à un panoramique dentaire et à une échographie des carotides, c'est la perte des dents situées au fond de la cavité buccale qui favorise le plus l'athérosclérose (41). Quel que soit son âge, plus on a perdu de dents, plus on risque de mourir d'un problème cardiaque : les hommes et les femmes qui ne disposent que de dix dents ont un risque de décès d'origine coronaire sept fois plus élevé que ceux qui ont conservé plus de vingt-cinq dents, et ce même s'ils sont très jeunes (90).

Avez-vous des maux de tête ?

Si vous souffrez de maux de tête, vous faites peut-être partie des sept millions de personnes cataloguées migraineuses. Si c'est votre cas, vous avez de fortes chances d'avoir un profil cardiovasculaire à risque : par rapport à la population générale, les migraineux ont plus souvent du cholestérol, du diabète ou de l'hypertension artérielle.

Si ces migraines, ou de « simples » céphalées, ont un caractère matinal et que vous avez l'habitude de ronfler, cela peut constituer un signe révélateur d'apnées du sommeil, qui, comme on l'a vu, augmentent aussi le risque d'évènement cardiovasculaire.

Globalement, le fait d'avoir régulièrement des crises de migraines double le risque de faire une attaque cardiaque ou cérébrale, surtout si l'on est une femme (64). Sur une période de vingt-six ans, le risque de mourir d'un problème cardiovasculaire s'élève de 22% par rapport aux personnes non-migraineuses (88). Toutefois, la forme de migraine la plus à risque est celle dite avec « aura », dans laquelle la crise s'accompagne de signes neurosensoriels passagers, tels que des troubles visuels, des vertiges, ou même une paralysie. Ce cas de figure ne représente heureusement que 20% des maux de tête.

Votre risque d'AVC n'augmente justement que s'il s'agit de cette forme de migraine dite avec aura : il est alors doublé à partir d'une crise par mois. Certes, en valeur absolue, le nombre d'infarctus cérébraux induits par les migraines est très faible, mais la pratique de l'IRM (imagerie par résonance magnétique) a montré que certains de ces AVC restaient silencieux, surtout chez les femmes jeunes qui prennent la pilule ou qui fument (207, 211).

En revanche, qu'elle soit ou non accompagnée de symptômes accompagnateurs, la migraine augmente le risque d'infarctus du myocarde, bien que celui-ci soit tout de même moins marqué dans les formes simples (augmentation de 80%) que dans les formes avec aura, où il est carrément triplé (21).

De façon similaire, les vertiges pourraient annoncer la survenue ultérieure d'une attaque cérébrale. Une étude a comparé des milliers de patients hospitalisés pour vertiges à des témoins admis pour un tout autre problème, en l'occurrence une appendicite : résultat, dans les quatre ans qui ont suivi leur hospitalisation, le risque d'AVC des personnes ayant présenté de tels symptômes a triplé, même si elles n'avaient pas de facteurs de risque cardiovasculaire au départ (132).

Comment se portent vos yeux ?

Nombreux sont ceux qui présentent un problème ophtalmologique, à commencer par le million de français touché par le glaucome et l'autre million atteint de DMLA. Or, d'étroites relations existent entre ces pathologies et les maladies cardiovasculaires.

Les maladies oculaires courantes partagent un certain nombre de facteurs de risque avec l'infarctus du myocarde et l'AVC, car comme beaucoup d'autres organes, l'œil malade traduit un processus qui s'étend à tout l'organisme. Si vous êtes concerné, vous avez probablement une hypertension, un excès de cholestérol ou un diabète, ou bien encore vous fumez.

Dans le cadre de la *Cardiovascular Health Study*, un lien a été établi entre le calibre des vaisseaux de l'œil et la santé cardiovasculaire. Ce sont des photos des artères et des veines rétiniennes appartenant à des personnes âgées de 69 à 97 ans qui ont permis de telles constatations : c'est la présence de plus grosses veinules qui témoigne le plus des risques d'accident cardiaque ou cérébral, multipliés respectivement par trois et par deux (251).

On a davantage de risque de mourir d'un problème cardiovasculaire si l'on souffre de l'une de ces pathologies de l'œil, surtout avant d'avoir 75 ans (131, 240). Une étude réalisée sur la population taïwanaise a même montré qu'une simple hémorragie conjonctivale suffit à augmenter de 33% le risque d'AVC dans les trois ans qui suivent ce petit saignement à la surface de l'œil, *a priori* plutôt banal (250).

Même si votre ophtalmologiste a écarté une affection oculaire caractérisée, regardez quand même vos yeux dans un miroir à la recherche d'un dépôt de graisse à l'intérieur de l'œil ou surtout sur la paupière ! On parle respectivement d'arc cornéen, qui se présente sous la forme d'un anneau blanchâtre autour de l'iris, et de xanthélasma, c'est-à-dire de plaques jaunâtres en relief sur les paupières ou au coin de l'œil. Ces anomalies bénignes auraient un mécanisme proche de l'athérosclérose, ce qui leur donnerait une valeur prédictive insoupçonnée. Bien que composées de cholestérol, elles sont indépendantes de votre taux de cholestérol sur l'analyse de sang.

C'est surtout le xanthélasma qui semble le marqueur cardiovasculaire le plus pertinent, selon l'étude *Copenhagen City Heart*. Dans les années 1970, un échantillon de près de 13.000 danois ayant entre 20 à 93 ans a été sélectionné et suivi jusqu'en 2009, soit une bonne trentaine d'années. Malgré l'absence de toute pathologie ischémique au départ, les personnes chez qui un xanthélasma a été détecté avaient 48% de risque en plus de faire un infarctus du myocarde, indépendamment des autres facteurs de risque éventuellement présents (42).

En revanche, l'arc cornéen n'aurait aucune valeur prédictive en lui-même.

Votre thyroïde fonctionne-t-elle correctement ?

Certaines personnes ont un risque accru de maladie cardiaque parce que leur thyroïde ne fonctionne pas correctement. C'est surtout l'hypothyroïdie qui est en cause, c'est-à-dire lorsque la glande thyroïde ne sécrète pas assez d'hormones : un lien entre l'hypothyroïdie et l'athérosclérose est en effet connu depuis longtemps, lié en partie à l'excès de mauvais cholestérol.

En dehors des cas d'hypothyroïdie avérée, diagnostiqués sur un ensemble de symptômes plutôt évocateurs (fatigue, frilosité, prise de poids, constipation, etc.), de nombreuses personnes courent également un risque en raison d'une hypothyroïdie dite fruste (ou infraclinique), comportant une élévation isolée de la TSH sur la prise de sang (supérieure à 4 mU/l), sans élévation anormale des hormones thyroïdiennes (taux de T4 normal).

L'intérêt de ne pas méconnaitre cette situation relativement fréquente, touchant plus de 3% des femmes et près de 2% des hommes, réside dans le fait qu'elle représente un facteur de risque cardiaque, surtout lorsque la TSH atteint ou dépasse les 10 mU/l. À partir de ce chiffre, le risque d'avoir un problème coronaire est accru de 65% par rapport à la population générale (196, 197).

Êtes-vous allergique ?

Vous faites peut-être partie des vingt-deux millions de Français qui sont allergiques, représentant un tiers de la population. À côté des rhumes de foin, de l'asthme et des autres complications classiques qu'elle provoque, l'allergie est également associée à l'athérosclérose, dont témoigne le fait qu'elle augmente l'épaisseur des artères dès le début de l'âge adulte (121, 235).

C'est surtout si vous êtes asthmatique que le danger existe. Cette affection est en effet fortement reliée à l'obésité, en particulier abdominale, qui est elle-même un facteur de risque cardiovasculaire.

Le profil de la maladie asthmatique n'est pourtant pas le même selon qu'elle débute dans l'enfance ou à l'âge adulte : or, selon certaines études, c'est dans ce dernier cas que l'asthme pourrait accroître le risque cardiovasculaire, du moins chez les femmes : celles à qui on a diagnostiqué un asthme à l'âge adulte risquent deux fois plus d'avoir un accident cardiaque ou cérébral que celles dont l'asthme est connu depuis l'enfance (175).

Avez-vous été irradié ?

Que se soit pour des raisons professionnelles ou médicales, le fait d'avoir été irradié par des rayons X semble augmenter le risque cardiovasculaire, et ce même pour de très faibles doses. Dans le cadre du travail, les métiers à risque sont très logiquement ceux de l'industrie nucléaire, de la radiologie et des compagnies aériennes. Mais le problème de l'irradiation se pose en fait principalement pour celles et ceux qui ont été traités pour un cancer, que se soit à l'âge adulte ou à plus forte raison dans l'enfance.

Si c'est votre cas, et même s'il y a très longtemps, il se peut que votre risque cardiovasculaire soit plus important que la population générale. Cela est dû en partie au traitement qu'on a utilisé, et tout particulièrement aux séances de rayons réalisées au niveau du thorax. Bien que la réduction des doses délivrées soit de mise dans les nouveaux protocoles qui sont en vigueur actuellement – ce qui en a probablement diminué les méfaits –, la quantité reçue reste malgré tout significative. On ne peut donc écarter tout risque cardiovasculaire à long terme, même pour les personnes traitées récemment.

C'est tout particulièrement le cas des femmes qui ont été victimes d'un cancer du sein. Pour la première fois, une étude conduite à l'Institut Gustave Roussy (IGR) montre que celles qui ont fait l'objet d'une radiothérapie, surtout pour le sein gauche, ont presque deux fois plus de risque de mourir d'un problème cardiovasculaire (comme un infarctus ou un AVC) que les femmes traitées uniquement par chirurgie, même si le traitement remonte à plus de vingt ans. L'échantillon qui a permis d'arriver à ces conclusions comprenait plus de 4400 femmes opérées à Villejuif entre 1954 et 1984 – ayant pour une d'entre elles subi une radiothérapie – et suivies jusqu'en 2003, soit vingt-huit ans en moyenne (29).

Chez les hommes, on déplore également un risque plus important d'infarctus parmi ceux qui ont été soignés d'un cancer du testicule, et ce pour les mêmes raisons.

A fortiori, si vous avez survécu à un cancer dans votre jeunesse, cela compromet encore davantage votre santé. En effet, plusieurs études montrent que les adultes qui ont eu ce type de maladie dans l'enfance développent plus souvent un problème cardiovasculaire. Et ce risque s'accroît avec le temps, contrairement à celui d'avoir un autre cancer ou une récidive du premier.

À partir d'un échantillon d'individus traités pour un cancer entre 1940 et 1991, et suivis jusqu'en 2006, on a même chiffré la mortalité cardiovasculaire qui en résulte : celle-ci s'avère quatre fois plus importante que dans la population générale, et augmente encore quarante-cinq ans après le diagnostic (192).

Et comme les tumeurs cérébrales sont parmi les plus fréquents cancers survenant dans l'enfance, le problème du risque d'AVC à long terme se pose tout particulièrement. Une étude de l'INSERM, portant sur des milliers de personnes irradiées dans l'enfance pour soigner un cancer du cerveau, montre que la probabilité de mourir d'un tel accident commence à augmenter à partir des doses modérées de rayons, plus de vingt ans après le traitement, mais ne devient importante que lorsqu'une zone bien définie du cerveau a été exposée (89).

Souffrez-vous de rhumatismes ?

Si des rhumatismes vous taraudent, sachez que vous risquez plus qu'une autre personne d'avoir un accident cardiovasculaire, même si vous n'avez pas d'autres facteurs de risque. Cette relation est indépendante de la prise ou non de médicaments anti-inflammatoires qui, comme on le verra ultérieurement, favorisent aussi l'infarctus du myocarde et les AVC.

Parmi les rhumatismes inflammatoires, le plus fréquent est la goutte. Si vous avez déjà fait des crises articulaires du gros orteil ou d'une autre articulation – comme 600.000 personnes en France –, c'est que vous avez des facteurs de risque cardiovasculaire. En particulier, vous consommez certainement trop de produits animaux, trop d'aliments sucrés contenant du fructose ou trop d'alcool.

Votre risque d'infarctus est alors doublé, soit beaucoup plus que si votre analyse de sang ne révèle qu'une augmentation isolée de l'acide urique, n'ayant aucune répercussion visible sur vos articulations. Des chercheurs ont même étudié la mortalité des personnes souffrant de goutte en Chine : en se basant sur la période 2000-2008, ils ont remarqué que le risque de mourir d'une maladie cardiovasculaire augmente alors de 81% chez la femme et de 58% chez l'homme, par rapport à celles et ceux qui n'en souffrent pas (125).

Plus grave encore, le cas de la polyarthrite rhumatoïde, dans laquelle les accidents cardiovasculaires sont deux fois plus fréquents que dans le reste de la population (68). Sur le plan cardiovasculaire, cela équivaudrait ni plus ni moins à être diabétique. Lors du Congrès 2009 de l'*American college of Rheumatology*, des scientifiques ont révélé que le risque d'être hospitalisé à cause d'un infarctus s'accroît très vite après le diagnostic de polyarthrite, de l'ordre de 40% dès la première année.

D'autres rhumatisants sont également à haut risque, ce qui tendrait à prouver que le fait de souffrir des articulations est en soi un bon indicateur de la tendance à développer un problème cardiovasculaire. Par exemple, les personnes atteintes de spondylarthrite ankylosante, une autre maladie autoimmune moins courante que la polyarthrite rhumatoïde, mais concernant pourtant 200.000 personnes en France, sont presque quatre fois plus touchées par l'infarctus du myocarde (185). Et d'une manière générale, les problèmes cardiovasculaires sont plus fréquents dans bon nombre de pathologies où la douleur domine, comme la fibromyalgie.

Même si vous ne présentez que de l'arthrose, sachez qu'un lien a aussi été établi avec les maladies cardiovasculaires. Chez les femmes de plus de 65 ans en tout cas, l'atteinte des mains est particulièrement impliquée dans l'athérosclérose : celles qui ont des doigts arthrosiques ont 42% de risque en plus d'avoir des calcifications coronaires et 25% de risque en plus d'avoir des plaques d'athérome au niveau de leurs carotides, sans signaler pour autant de problème cardiovasculaire dans leur passé (110).

Êtes-vous ostéoporotique ?

Après soixante ans, une femme sur deux, mais aussi un homme sur cinq, souffrent d'ostéoporose. Ce qui représente trois millions de personnes en France. Or, cette déminéralisation prédit le risque d'avoir un accident cardiovasculaire.

La relation entre les deux pathologies n'est pourtant pas encore très claire. Certes, l'athérosclérose partage de nombreux facteurs de risque avec l'ostéoporose, mais elle semble aussi en être la conséquence directe. En effet, en se basant sur l'épaisseur des artères du cou, on observe que plus la densité osseuse diminue, plus les artères s'encrassent, et donc plus le risque d'avoir un accident cardiovasculaire augmente (236). De fait, l'ostéoporose pourrait expliquer que quand on perd significativement de la taille avec l'âge, on est plus à risque d'avoir un problème cardiovasculaire. Pour un sénior, le fait de rapetisser d'au moins 3 cm multiplie par trois son risque de mourir d'une crise cardiaque ou d'un AVC (150).

Si vous avez passé une ostéodensitométrie, retenez donc que votre risque cardiovasculaire s'élève d'autant plus que vos résultats sont mauvais. Notamment, à chaque fois que la densité du col fémoral diminue d'une déviation standard (DS), cela suffit à augmenter le risque d'AVC de 23% (173).

L'ostéoporose reste encore surtout l'apanage de la femme. Pourtant, si vous êtes un homme, ne vous croyez pas à l'abri. D'après l'étude MINOS menée par l'INSERM, les hommes dont la densité osseuse est la plus basse après cinquante ans ont deux fois plus de chance de souffrir d'un infarctus ou d'un AVC dans les années à venir, quel que soit leur profil cardiovasculaire par ailleurs (239).

Avez-vous du psoriasis ?

Si vous avez un psoriasis, sachez qu'il ne fait pas que poser des problèmes dermatologiques. Cette maladie auto-immune, dont souffrent au moins 3% de la population, favorise en effet l'athérosclérose et en partage les mêmes mécanismes biologiques. D'ailleurs, le traitement du psoriasis diminue le risque cardiovasculaire, ce qui tend à prouver qu'on est bien en présence d'un facteur de risque indépendant.

Le psoriasis est associé à plusieurs facteurs de risque traditionnels, comme l'obésité, le diabète et l'hypertension artérielle. Dans une enquête américaine lancée en 1999, la *National Health and Nutrition Examination Survey* (NHNES), la pratique de prises de sang sur un échantillon d'adulte d'âge moyen montre que le syndrome métabolique est deux fois plus fréquent chez ceux qui souffrent de psoriasis : par rapport aux adultes indemnes du même âge, qui ne sont « que » 23% à être atteints, 40% de ceux qui se plaignent d'un psoriasis sont dans ce cas, avec toutes les conséquences cardiovasculaires que cela implique (144).

Toutefois, l'impact du psoriasis est indépendant des autres facteurs de risque cardiovasculaire auxquels il est souvent associé.

Le danger existe surtout en cas de forme sévère, c'est-à-dire si le psoriasis nécessite un traitement médicamenteux, et non uniquement des soins dermatologiques. La mortalité est alors élevée, ce a qui conduit à considérer cette maladie comme un « tueur visible », comparé à l'hypertension artérielle qui est un « tueur silencieux ».

La durée de l'affection cutanée et l'âge du malade conditionnent aussi l'impact cardiovasculaire. Dans le cadre de l'étude des infirmières américaines, au cours de laquelle des femmes ménopausées ont été suivies pendant dix-huit ans, la présence d'un psoriasis fait plus que tripler le risque d'infarctus du myocarde s'il dure depuis une dizaine d'années ou si la personne qui en est atteinte a moins de quarante ans (80, 142).

Êtes-vous sujet aux calculs ?

Si vous avez déjà souffert d'une colique néphrétique, vous faites partie des 10% de la population sujets aux calculs des voies urinaires. Ce problème de santé, certes relativement bénin, reflet d'une alimentation trop riche en protéines, en graisses et en sucres, mais aussi en sel, augmente le risque cardiovasculaire. L'excès de sel en particulier, non content de fait perdre beaucoup de calcium dans les urines, qui finit par précipiter sous forme de calculs, agit aussi directement sur les vaisseaux.

Les maladies cardiovasculaires et les lithiases urinaires partagent donc des facteurs de risque communs. D'ailleurs, les personnes qui ont une histoire de calculs urinaires sont plus souvent obèses, diabétiques, hypertendus ou dyslipidémiques. En comparant des sujets atteints de calculs d'oxalate de calcium (la forme habituelle) à d'autres sans histoire de lithiase, on constate qu'ils ont plus de cholestérol, plus de pression artérielle et plus d'inflammation, mais surtout que leur risque d'avoir un problème cardiovasculaire dans les dix ans à venir ou d'en mourir est effectivement accru, en se fiant aux modèles de prédiction courants (7). Une étude taïwanaise chiffre à 43% le surrisque d'AVC dans les cinq ans seulement qui suivent le diagnostic d'un calcul urinaire, quels que soient les autres facteurs de risque (43).

Êtes-vous souvent stressé ?

Il y a environ une chance sur deux pour que vous répondiez par l'affirmative à cette question, à en juger par la moitié des travailleurs qui se dit déjà stressée au travail. Si c'est votre cas, pour des raisons professionnelles ou familiales, comprenez que cela n'a pas uniquement des conséquences émotionnelles.

Ce n'est que très récemment, grâce aux études INTERHEART et INTERSTROKE évoquées précédemment, que le stress a été reconnu comme un véritable facteur de risque d'AVC, et surtout d'infarctus du myocarde, dont il double la probabilité.

Mais le stress ne se limite pas à déclencher la formation d'un caillot, à l'origine de l'accident aigu ; il est également impliqué dans la progression de l'athérosclérose. Non content d'élever la pression artérielle, d'accélérer la fréquence cardiaque et de diminuer le calibre des vaisseaux, il perturbe de nombreux phénomènes biologiques, à commencer par la réponse inflammatoire. Sans compter que le fait de se sentir régulièrement stressé engendre des comportements à risque (tels que le tabac et la malbouffe), et aggrave donc les autres facteurs de risque cardiovasculaire. Toute la question est de savoir à partir de quel niveau de stress on agresse son cœur et ses vaisseaux.

Les études portant sur les effets cardiovasculaires du stress ont surtout été réalisées chez la gent masculine. Pourtant, si vous êtes une femme, ne vous croyez pas à l'abri, car chez vous le stress engendre même autant de risque pour le cœur et les vaisseaux que d'avoir du cholestérol, du diabète, de l'hypertension artérielle ou de fumer. Lors de la conférence 2011 de la Société américaine de cardiologie, une équipe du *Brigham and women's hospital de Boston*, aux États-Unis, a montré que les femmes sous pression au travail – en l'occurrence des professionnels de santé – voient leur risque d'infarctus ou d'AVC augmenter d'au moins 40% dans les dix ans à venir, malgré un bon état de santé au départ, et que les plus stressées d'entre elles le voient pratiquement doubler.

Globalement, les facteurs psychosociaux – englobant, outre le stress, la dépression, l'épuisement professionnel (ou *Burn out*) et diverses formes d'agression –, sont mis en cause dans près d'un tiers des infarctus du myocarde, soit presque autant que le tabac et plus que l'obésité.

En fait, plus que le stress en lui-même, c'est votre réactivité au stress qui conditionne le plus votre risque d'avoir un accident cardiovasculaire. En mesurant la pression artérielle dans de telles conditions, on peut en savoir plus sur cette réponse. Celle-ci est inadaptée si votre pression artérielle augmente de plus de 3 cmHg pour le premier chiffre, ou de plus de 1,5 cmHg pour le second, et si tout ne revient pas à la normale dans le quart d'heure qui suit.

À ce propos, notons l'intérêt d'un petit détail physique présent chez certains individus, témoignant justement de cette sensibilité particulière au stress. Il s'agit d'un pli oblique visible sur le lobe de l'oreille, ou des deux à la fois. Les raisons de son apparition ne sont pas claires, mais quelle qu'en soit l'interprétation qu'on en donne, les études montrent incontestablement que les personnes qui présentent ce pli sont statistiquement plus sujettes à l'athérosclérose et développent plus souvent que les autres des problèmes coronaires (72).

Si votre sensation de stress est quotidienne, à votre travail notamment, vous êtes un coronarien ou un hémiplégique en puissance. D'après la fameuse étude *Whitelaw II*, qui scrute depuis de nombreuses décennies la santé de fonctionnaires britanniques, l'augmentation du risque cardiaque en cas de stress professionnel atteint 68% pour un homme ou une femme de moins de cinquante ans, et n'est qu'en partie expliquée par les comportements de vie tels que le tabac et l'alcool (39).

Pour savoir si votre risque cardiovasculaire est plus élevé que la moyenne, tenez compte aussi du temps que vous passez à votre travail. Si vous êtes abonné aux heures supplémentaires, vous avez peut-être un profil hyperactif qui conduit souvent à un surinvestissement dans le travail. Que vous ayez ou non d'autres facteurs de risque, votre sensibilité à l'infarctus augmente avec les heures passées au bureau : par rapport à vos collègues qui travaillent entre 7 et 8 heures par jour, vous avez 67% de risque en plus de développer un problème coronaire si vous en faites 3 à 4 de plus, soit plus de 11 heures de travail d'affilées (119).

A contrario, si vous connaissez une période de chômage, votre risque cardiovasculaire augmentera également. Des chercheurs de l'école de médecine de l'université de Yale, aux États-Unis, ont montré que la perte d'un emploi fait plus que doubler la possibilité d'avoir un infarctus ou un AVC dans les dix ans qui suivent, sans que le taux de sucre dans le sang, les habitudes tabagiques, le poids et la tension artérielle ne soient en cause (77).

Nous ne sommes pourtant pas tous égaux face aux conséquences cardiovasculaires du stress au travail. Notre niveau socioéconomique, et en particulier notre place dans la hiérarchie, en conditionnent l'impact.

La situation la plus dangereuse naît d'un déséquilibre entre l'exigence du poste qu'on occupe et le manque de reconnaissance ou d'autonomie dont on dispose. De fait, les emplois les plus risqués sont classiquement ceux de salariés dont le poste est à la fois exigeant et dépourvu de pouvoir décisionnel, source d'un important sentiment de frustration.

Pour autant, si vous êtes un travailleur indépendant (artisan, commerçant, chefs d'entreprise, profession libérale, agriculteur,...), votre risque cardiovasculaire peut également grimper sous l'effet d'une autre forme de stress au travail, malgré votre forte autonomie. En particulier, des chercheurs de l'université de Laval, au Canada, ont constaté que les hommes qui sont dans ce cas sont les plus sujets à l'hypertension artérielle dite « cachée », c'est-à-dire une élévation anormale de la tension qui n'apparaît que sur le lieu de travail, mais dont les conséquences cardiovasculaires sont pourtant bien réelles (247).

Le manque de formation est également préjudiciable, si l'on en croit une étude menée en Allemagne auprès de personnes de plus de quarante-cinq ans, indiquant que les hommes (mais pas les femmes) ont pratiquement deux fois plus de risque d'avoir une maladie cardiovasculaire si leur niveau d'études est inférieur au poste qu'ils occupent (30).

Êtes-vous exposé au bruit ?

D'après une enquête de l'Académie de médecine publiée en 2012, deux français sur trois disent souffrir du bruit. Or, le simple fait de subir ces nuisances affecte le système cardiovasculaire, en partie à cause de l'augmentation de la pression artérielle. Il suffit de sortir de chez soi pour que les oreilles endurent les 80 décibels produites par le trafic automobile. Sachez pourtant qu'une conversation normale, qui émet 60 décibels, est déjà dangereuse pour le cœur sur le long terme, tout en étant inférieure au seuil de nocivité pour l'oreille (85 dB).

Bien sûr, l'impact du bruit dépend du niveau sonore et de la durée d'exposition, mais ne disparaît pas s'il n'est présent que la nuit. Comme le confirme une méta-analyse datant de 2008, il s'agit bien d'un effet direct du bruit, qui, à partir de 60 décibels, n'est ni plus ni moins qu'une forme de stress (8).

Le lien avec l'infarctus du myocarde a été le premier à être mis en évidence. Lorsqu'on compare l'environnement subi par des victimes d'infarctus à celui de témoins, on trouve qu'une nuisance chronique d'au moins 50 décibels provenant du trafic routier augmente de 38% le risque de boucher ses coronaires par rapport à une faible exposition (213).

En Suisse, des chercheurs de l'université de Bern ont analysé les données concernant plusieurs millions d'adultes habitant près d'un aéroport, qui ont été suivis entre 2000 et 2005. Conclusion de cette vaste étude, le bruit des avions augmente le risque de mourir d'un infarctus à partir de 60 décibels, indépendamment de la pollution de l'air : la mortalité des gens ainsi exposés dépasse de 30% la mortalité de ceux qui subissent moins de 45 décibels, et même de 50% si ces nuisances durent depuis au moins quinze ans (102).

La pollution sonore augmente aussi le risque d'AVC, d'après une publication danoise dans laquelle plus de 50.000 citadins ont été suivis pendant une dizaine d'année à leur domicile, en l'occurrence les deux principales villes du pays, Copenhague et Aarhus. Les cas d'attaques cérébrales enregistrés à l'hôpital ont été confrontés au bruit de chaque habitation et au questionnaire de départ auquel les participants ont répondu. Tous âges confondus, on note qu'à chaque élévation de 10 décibels du niveau sonore émanant du trafic routier, le risque de faire un AVC augmente de 14%, indépendamment des principaux facteurs de risque, et notamment de l'hypertension artérielle : mais si l'on tient compte de l'âge, les plus de 65 ans ainsi exposés voient leur risque s'élever de 27% (contre 2% avant cet âge), et s'avèrent même sensibles à des bruits inférieurs à 60 décibels, alors que les plus jeunes ne sont menacés dans cette étude qu'à partir de 77 décibels (229).

Le bruit, et donc le risque cardiovasculaire, c'est aussi au bureau. Malgré la législation en vigueur, l'exposition au bruit dans le cadre professionnel reste plus que jamais d'actualité. Un tiers des salariés y est confronté, surtout dans l'industrie, le bâtiment et la construction, mais aussi dans les bureaux ouverts du type *open space*, configuration adoptée par les deux tiers des grandes et moyennes entreprises françaises.

Aux Etats-Unis, où des milliers d'employés ont été suivis entre 1999 et 2004, le risque de maladie coronaire et d'infarctus a été jugé deux à trois fois plus important en cas d'exposition au bruit au travail (79). Une autre étude, réalisée en Australie, trouve un risque d'AVC multiplié par trois pour ceux qui sont fortement exposés (83).

Êtes-vous surexposé à la pollution ?

C'est désormais prouvé, les polluants que nous respirons tout au long de l'année endommagent progressivement notre système cardiovasculaire. Même en dehors des pics de pollution, ils accélèrent le développement de l'athérosclérose, et ce directement. On a d'ailleurs trouvé une relation entre le taux de cholestérol, sous sa forme LDL oxydée, et la teneur en particules dans l'air.

Ces effets à long terme, qui sont bien sûr proportionnels à la concentration en polluants, se manifestent déjà pour des taux inférieurs aux normes fixées par les autorités, équivalents à ceux enregistrés dans de nombreuses villes françaises. C'est la raison pour laquelle le fait d'être citadin ou d'habiter près d'un axe routier de fort trafic bouche plus vite les artères que d'habiter dans une zone moins exposée, et accroît ainsi le risque de développer un problème cardiovasculaire.

Une corrélation a été mise en évidence entre le niveau d'exposition chronique à la pollution, c'est-à-dire sur plusieurs mois ou années, et l'état des artères, que l'on évalue simplement par la mesure échographique de l'épaisseur de la paroi et des calcifications éventuelles.

Au sein de la population de Los Angeles, aux États-Unis, on a découvert pour la première fois que les personnes qui habitent là où le taux de particules fines est plus élevé ont des artères plus épaisses que les autres : à chaque différence de 10 $\mu g/m^3$ du niveau d'exposition, l'épaisseur carotidienne de ces habitants varie de six pourcents (124). Plus récemment, c'est en Allemagne, dans la région industrielle de la Ruhr, ainsi qu'au Danemark, qu'on a remarqué que les personnes vivant en centre ville ou près d'une voie de forte circulation ont plus facilement que les autres des coronaires calcifiées (98, 129).

En 2007, une équipe de l'INSERM a sélectionné une quarantaine d'hommes de 20 à 30 ans, respirant tous les jours l'air de la ville de Paris. Ni fumeurs ni exposés passivement au tabac, et sans antécédent cardiovasculaire dans leur famille, ils ont subi des examens non-invasifs pour évaluer la dilatation de leurs vaisseaux – ce que les spécialistes appellent la fonction endothéliale –, et les résultats obtenus ont été corrélés aux données d'Airparif (Association pour la surveillance de la qualité de l'air en Île-de-France). Il apparaît ainsi que les capacités de dilatation des grosses artères varient en fonction des taux d'oxydes d'azote (NO) et de dioxyde de soufre (SO2), allant jusqu'à diminuer de moitié entre les jours les moins pollués et les plus pollués, à tel point que les mesures effectuées au moment des pics de pollution s'avèrent très proches de celles qu'on enregistre dans les conditions normales chez un insuffisant cardiaque, alors qu'il s'agit ici de jeunes en bonne santé apparente (31).

Il faut donc voir la pollution comme une menace pour notre cœur et nos vaisseaux, même si l'on est jeune, en bonne santé et que l'on ne fume pas. En matière d'athérosclérose, c'est le facteur de risque auquel personne n'échappe.

Les travaux ayant donné à la pollution ce statut de facteur de risque ont plus particulièrement porté sur les particules fines, émises en grande partie par les véhicules diesel et nommées PM2,5 en raison de leur taille inférieure à 2,5 microns, leur permettant de pénétrer plus facilement dans l'organisme. Toutefois, les polluants gazeux (dioxyde d'azote, dioxyde de soufre, ozone et monoxyde de carbone) ont aussi des effets cardiovasculaires.

On connaît de mieux en mieux les mécanismes utilisés par les polluants pour affecter le système cardiovasculaire. Si une surexposition ponctuelle peut déstabiliser une plaque d'athérome déjà existante, et déclencher ainsi un accident aigu, l'exposition chronique est capable quant à elle de créer de toute pièce des lésions d'athérosclérose sous l'effet d'une inflammation des vaisseaux.

Vous êtes forcément exposé à la pollution atmosphérique, en raison du trafic automobile, du chauffage domestique ou des zones industrielles toutes proches, selon l'endroit où vous habitez. Si cet endroit est une grande ville, vous baignez alors en permanence dans une forte concentration de particules fines, loin des 10 $\mu g/m^3$ recommandés par l'OMS. Or, selon l'étude européenne APHEKOM, qui a étudié l'impact de la pollution sur 39 millions de personnes issues de vingt-cinq villes européennes, on a dénombré jusqu'à 30% de problèmes coronaires en plus sur une période de trois ans (entre 2008 et 2011) lorsque ce seuil était dépassé ; et c'est le cas pour les grandes villes françaises comme Paris, Bordeaux, Lyon, Strasbourg, Toulouse, Marseille, Lille,...

C'est donc logiquement dans les grandes villes que le niveau d'exposition à la pollution est le plus élevé, mais celui-ci varie malgré tout avec les habitudes de déplacement, pour aller au travail notamment. Une étude menée conjointement par la Mairie de Paris, la préfecture de Paris et la RATP a chiffré l'exposition aux polluants urbains de la population francilienne aux heures de pointes, sur la période 2007-2008. Elle indique que c'est en voiture qu'on baigne le plus dans les polluants, mais qu'on est également surexposé dans les transports en commun, y compris dans le métro ou le RER. Finalement, c'est en marchant, en pédalant ou en prenant le tramway qu'on subit le moins la pollution atmosphérique.

Le niveau de pollution atmosphérique influence le nombre d'hospitalisation. Entre 2000 et 2006, on a colligé les admissions pour motif cardiovasculaire dans plusieurs milliers d'hôpitaux américains, chez des personnes de plus de 65 ans, et on a confronté ces chiffres avec des images satellites de la pollution : sur cette relativement courte période, on a constaté que pour chaque augmentation de 10 $\mu g/m^3$ de l'exposition aux particules fines, le nombre d'hospitalisations en raison d'un problème cardiaque ou cérébrovasculaire s'élève de plus de 3%, soit presque autant que les maladies respiratoires (120).

En France, la situation toute particulière du pourtour de l'Étang de Berre, situé près de Marseille, est très éloquente. Dans cette zone fortement industrialisée de la région PACA, qui compte parmi les plus polluées de notre pays, il y a beaucoup plus d'hospitalisation pour infarctus du myocarde qu'ailleurs. En 2011, une publication de l'Institut de veille sanitaire a permis d'en savoir plus sur les motifs d'hospitalisation des habitants de cette zone géographique, sur la période 2004-2007, au travers de 400.000 adultes issus de vingt-neuf communes, dont la ville de Martigues. En se basant simplement sur le niveau de dioxyde de soufre (SO_2) présent dans l'atmosphère, les scientifiques ont mis en évidence une augmentation de 26% du risque d'être hospitalisé pour crise cardiaque chez les hommes fortement exposés à la pollution, et davantage encore chez les femmes, mêmes moyennement exposées.

On a même découvert un lien avec la mortalité cardiovasculaire. D'après l'OMS, chaque année en France, plus de 7500 personnes meurent directement des effets de la pollution. Les trois quarts de ces décès sont d'origine cardiovasculaire.

Dans la ville de Hong Kong, par exemple, des chercheurs chinois ont mis en évidence un lien entre la visibilité à l'horizon, paramètre qui reflète le niveau de pollution, et la mortalité cardiovasculaire (180). Et chez des femmes américaines de plus de cinquante ans on a montré que chaque élévation de 10 $\mu g/m^3$ du niveau de particules fines s'accompagnait d'une augmentation de 76% du nombre de décès cardiovasculaires sur une période de six ans (159).

Plusieurs études montrent que le risque cardiovasculaire lié à la pollution dépend du niveau socioéconomique. Le cœur et les vaisseaux seraient d'autant plus sensibles aux polluants qu'on appartient à un milieu défavorisé. Au Nord du Canada, dans la région de la ville d'Edmonton, des chercheurs ont analysé les registres d'hospitalisation entre 2003 et 2007, et recensé des milliers de personnes victimes d'AVC : résultat, le risque de faire un tel accident augmente d'environ 40% pour les personnes de faible classe sociale, même si l'on tient compte de leurs facteurs de risque traditionnels (109).

Même si vous n'habitez pas une région fortement polluée, il reste le problème des produits chimiques auxquels vous êtes exposés dans votre environnement immédiat, notamment à travers l'alimentation. Certains de ces toxiques, comme les polluants organiques persistants (PCB, dioxines, pesticides) et les plastifiants (bisphénol A, phtalates) ont en effet été impliqués dans les maladies cardiovasculaires. Tout comme les polluants atmosphériques, ces composés peuvent favoriser directement l'athérosclérose : on a bien montré que celle-ci évolue d'autant plus vite que le taux des produits chimiques en question est élevé, après avoir confronté le dosage sanguin des polluants organiques persistants (POP) et l'examen échographique des vaisseaux du cou chez des séniors d'environ soixante-dix ans (143).

Bien que l'étude française AGRICAN, lancée en 2005 dans le but d'évaluer la santé des agriculteurs, montre que leur risque de mourir d'un infarctus ou d'un AVC est plus bas que celui de la population générale – de 29% chez l'homme et de 23% chez la femme –, une étude réalisée chez des fermières américaines suggère que les pesticides pourraient contribuer au risque d'infarctus : parmi les 22.000 participantes, indemnes de tout problème cardiovasculaire au départ, celles qui ont utilisé certains pesticides (comme le Chlorpyrifos) ont effectivement fait plus de crises cardiaques que les autres (49).

Mais c'est surtout le cas du bisphénol A (BPA), un additif très médiatisé ces derniers temps, qui illustre le mieux le problème. Ce perturbateur endocrinien, qui imite l'action des œstrogènes une fois qu'il a pénétré dans l'organisme, est surtout ingéré à partir des aliments contaminés par des plastiques à base de polycarbonate (sachets d'emballage, revêtement interne des boîtes de conserve et des canettes) ou à partir des résines époxydes servant à la fabrication des prothèses dentaires. D'autres voies de contamination sont possibles (par inhalation ou contact avec la peau), car le BPA est également présent dans les CD, les lunettes de soleil, l'électronique, les tickets de cartes bleues, etc. Bien que l'organisme soit capable de l'éliminer, la concentration en bisphénol peut grimper en raison de ces multiples formes de contamination. Dès 2008, l'enquête américaine sur la nutrition NHANES (*National Health And Nutrition Examination Survey*) avait détecté un lien entre la quantité de bisphénol présente dans les urines et les maladies cardiovasculaires, tout en évaluant l'excès de risque à près de 40% lorsque la concentration dépasse le seuil considéré comme normal, ce qu'elle confirmera plus tard par une augmentation de 28% des cas d'infarctus du myocarde (130, 154).

Les métaux lourds (plomb, cadmium,…) semblent aussi capables de favoriser les maladies cardiovasculaires. Là encore, ils sont largement présents dans l'environnement. Pour le plomb, l'impact sur la mortalité se ferait même sentir dès les faibles expositions, correspondant à des taux sanguins inférieurs au seuil de toxicité, fixé à 30 µg/dl (145).

Avez-vous été exposé au tabac ?

Vous faites peut-être partie des quinze millions de fumeurs recensés en France, représentant 30% des adultes selon le baromètre 2011 de l'INPES (Institut national de prévention et d'éducation pour la santé). Alors que le tabagisme des hommes baisse régulièrement, celle des femmes est en hausse : résultat, 26% d'entre elles fument actuellement.

Tout le monde accepte l'idée qu'un fumeur augmente son risque d'avoir un cancer. Mais ce que l'on sait moins, c'est que le tabac est impliqué dans les infarctus, et à un moindre degré dans les AVC. Ce risque augmente bien sûr avec la durée d'exposition et le nombre de cigarettes consommées par jour, mais n'épargne pas les « petits » fumeurs, fumant moins de cinq cigarettes par jour, ni même les fumeurs passifs. Contrairement aux risques de cancer, qui dépendent surtout de la durée de l'intoxication, les conséquences cardiovasculaires du tabagisme sont beaucoup plus rapides.

Le fait de fumer augmente surtout le risque d'infarctus du myocarde. Dommage, quand on sait que l'arrêt du tabac réduit celui-ci au niveau d'un non-fumeur en seulement quelques années – trois ans environ.

En particulier, lorsqu'une crise cardiaque survient avant quarante-cinq ans ou chez une femme, le tabac est en cause dans 80% des cas. Justement, ou à vrai dire « injustement », le tabac est encore plus nuisible chez la femme : grâce au projet IMPROVE, on sait désormais que le tabac épaissit deux fois plus vite les artères des femmes que celles des hommes. De fait, si vous êtes une femme et que vous fumez, vous avez 25% de risque en plus d'avoir un problème cardiaque qu'un homme qui fume autant que vous : tel est le résultat de l'analyse de l'ensemble des études publiées sur le sujet entre 1966 et 2010 (103).

En 2006, la vaste étude nommée INTERHEART a bien démontré l'impact cardiaque du tabac, quelle que soit la forme d'exposition : cigarette, pipe, cigare, beedies, chicha ou tabac à mâcher (241). Dans ce but, 27.000 personnes, dont la moitié avait subi un infarctus, ont été interrogées sur leur consommation de tabac. Conclusion, les fumeurs de plus de dix cigarettes par jour ont trois fois plus de risque de souffrir de crise cardiaque que les personnes n'ayant jamais fumé. Pour les « petits » fumeurs aussi, le risque existe, et s'élève à 40% entre une et cinq cigarettes par jour. Si le danger disparaît entre trois et cinq ans après l'arrêt du tabac pour les fumeurs de moins de dix cigarettes, celui-ci persiste en revanche pour les gros fumeurs, consommant plus d'un paquet par jour, même au delà de vingt ans.

Les fumeurs ont également plus de risque de faire un AVC, indépendamment de leurs autres facteurs de risque. L'étude INTERSTROKE montre que pour une consommation de une à neuf cigarettes par jour, le risque s'élève de 50% par rapport à un non-fumeur ou à un ancien fumeur (174).

À cause de votre tabagisme, peut-être souffrez-vous sans le savoir d'une bronchopneumopathie chronique obstructive (BPCO), ce qui vous exposerait encore plus au risque d'accident cardiovasculaire. Cette « bronchite chronique du fumeur » est en effet souvent méconnue, parce que le fait de tousser et de cracher régulièrement est souvent considéré comme normal quand on fume, avant que l'essoufflement n'apparaisse.

En matière de tabagisme passif, rien n'est définitivement acquis. Malgré l'interdiction de fumer dans tous les lieux publics, le nombre d'infarctus et d'AVC a certes baissé chez les non-fumeurs, mais moins en France qu'ailleurs, en raison de la chute déjà amorcée avec la loi Evin. Mais surtout, des enquêtes récentes révèlent que le comportement des fumeurs dans les lieux publics a tendance à se relâcher.

Or, répétons-le, sans être fumeur soi-même, une toute petite exposition à la fumée des autres suffit à augmenter son risque de maladie cardiovasculaire. Une vaste étude, dans laquelle a été suivi un échantillon de non-fumeurs depuis les années 1990, montre même que le risque d'en mourir double à partir de trois heures d'exposition par semaine (76).

Que mangez-vous ?

Examinez maintenant votre façon de manger, car elle contribue fortement à votre risque cardiovasculaire, au bout d'une longue période bien sûr. On connaît à présent les conséquences biologiques considérables de la malbouffe sur le cœur et les vaisseaux, où de nombreux mécanismes sont mis en jeu.

Ce sont les sucres rapides et les acides gras *trans* qui sont les plus impliqués. Autrement dit, c'est la consommation d'aliments industriels qui est en cause : plats préparés, pizzas, gâteaux, biscuits, sodas,...

En revanche, le rôle des graisses saturées, qui pointe du doigt les viandes et les produits laitiers, paraît moins évident. Bien qu'ayant pour principal inconvénient d'élever le mauvais cholestérol (ou LDL), les acides gras saturés augmentent aussi le bon (HDL), et en tout cas n'induisent pas de surrisque coronaire, et encore moins cérébrovasculaire, contrairement au dogme largement admis. Une méta-analyse parue en 2010 – totalisant plus de 347.000 personnes suivies de 5 à 23 ans – en atteste, et corrobore les conclusions fournies par de précédentes revues de la littérature scientifique (221).

Quant aux régimes, beaucoup semblent s'apparenter à la malbouffe et comportent un risque, notamment cardiovasculaire. Après le rapport alarmiste en 2010 de l'Agence nationale de sécurité sanitaire de l'alimentation, de l'environnement et du travail (ANSES) sur les dangers des régimes amaigrissants, une vaste étude suédoise publiée en 2012 dans le *British Medical Journal* confirme en tout cas, après avoir suivi pendant 15 ans plus de quarante mille femmes de 30 à 49 ans, que les personnes qui adoptent les régimes pauvres en sucres et riches en protéines, type Atkins ou Dukan, font plus d'accidents cardiovasculaires que les autres : le risque d'infarctus ou d'AVC s'élève de 5% à chaque diminution de 20 grammes des glucides (soit l'équivalent d'une pomme) ou à chaque apport supplémentaire de 5 g en protéines (l'équivalent d'un œuf dur).

Premier bémol, vous faites probablement partie de la majorité des personnes qui ne consomme pas assez de fruits et légumes, en dessous des cinq portions recommandées chaque jour. C'est en effet le cas de trois français sur quatre, selon une enquête du CREDOC (Centre de recherche pour l'étude et l'observation des conditions de vie) menée entre 2009 et 2010. Or, le manque de fruits et légumes augmente le risque d'accident cardiovasculaire, l'effet protecteur du végétarisme étant là pour en témoigner.

À l'inverse, si vous ne mangez que des végétaux, faites également attention ! Vous pourriez amplifier votre tendance à fabriquer de l'athérosclérose en provoquant certaines carences nutritionnelles (en fer, en zinc, en vitamine B12 et en oméga-3), et prendre ainsi le risque de faire en particulier un AVC : les adeptes de ce régime dit végétalien, totalement dépourvu d'aliment d'origine animale, ont en effet moins de bon cholestérol (HDL) et plus d'homocystéine, deux facteurs de risque bien connus d'accident cardiovasculaire (139).

On considère traditionnellement que plus vous mangez de viandes rouges et de charcuteries (saucisses, bacon, pâté,...), plus vous risquez d'avoir un problème cardiovasculaire. Mais les derniers travaux en date entretiennent la controverse.

Certaines études mettent en évidence un danger à consommer régulièrement de la viande rouge, même si elle n'est pas transformée. C'est le cas de la *Nurses'*

Health Study, qui a suivi pendant vingt-six ans le régime alimentaire de plusieurs dizaines de milliers d'infirmières américaines : comparée à la volaille et au poisson, la viande rouge augmente le risque coronaire proportionnellement à la quantité ingérée, que la viande soit fraîche ou transformée (17).

En revanche, une méta-analyse fait le distinguo entre les viandes brutes et celles qui sont transformées industriellement (charcuteries, viandes cuites et incorporées à des préparations industrielles). Dans cette revue d'une vingtaine d'articles, portant sur plus d'un million de personnes, alors que la santé cardiovasculaire ne semble pas menacée si les viandes rouges sont mangées telles quelles – même les plus grasses qui soient –, le risque d'accident cardiaque augmente en revanche avec l'apport en viandes transformées : d'après cette analyse, il suffit d'en consommer 50 grammes chaque jour pour que votre risque fasse un bon de 42% (156).

Pour autant, est-il bon pour le cœur de manger régulièrement du poisson, sachant qu'il représente la principale source de mercure ? Cette question est d'autant plus pertinente qu'on a accusé ce métal de contrarier les effets protecteurs des oméga-3, avec *in fine* une possible augmentation du risque cardiovasculaire.

On avait remarqué que les hommes victimes d'infarctus du myocarde avaient des taux de mercure dans les ongles plus élevés que ceux restés en bonne santé, et que le risque d'infarctus doublait pour les taux mercuriels les plus hauts par rapport aux taux les plus bas (87).

Mais on s'était apparemment trompé. On peut dire aujourd'hui que cette exposition n'influence pas le risque cardiovasculaire. C'est le constat d'une vaste étude conduite par l'école de santé publique de Harvard, aux États-Unis, et publiée en 2011. Menée conjointement sur deux cohortes de professionnels de santé, la *Health Professionals Follow-up Study* et la *Nurses' Health Study*, ces recherches ont concerné plus de 170.000 personnes suivies sur de très longues durées, avec des dosages du mercure à partir de prélèvements d'ongles de pieds : la conclusion est cette fois que celles et ceux qui ont fait un accident coronaire ou un AVC n'ont pas plus de mercure dans le corps que les autres (163).

En matière de risque cardiovasculaire, force est de constater que les produits laitiers sont plutôt neutres. Si vous succomber souvent au fromage, à la crème, au yaourt,..., cela n'influencera pas votre risque d'infarctus ou d'AVC : c'est la conclusion de l'étude *Malmö*, dans laquelle des dizaines de milliers de Suédois ont été suivis pendant douze ans (228). Menée quant à elle pendant dix ans dans l'un des pays les plus gros consommateurs de produits laitiers, en l'occurrence la Hollande, une autre étude conduit aux mêmes conclusions en termes de mortalité (81).

Il en va de même si vous mangez régulièrement des œufs. Même si vous avez trop de cholestérol dans le sang, votre risque d'accident cardiaque ou cérébral n'augmente pas avec le nombre d'œufs que vous prenez, comme le souligne un article publié en 2011, dans lequel des milliers de personnes ont été suivies pendant six ans après avoir répondu à un questionnaire évaluant leur apport : même en tenant compte des facteurs de risque traditionnels et des autres habitudes alimentaires, il y a autant d'évènements cardiovasculaires parmi celles qui mangent plus de quatre œufs par semaine que chez celles qui en mangent moins d'un par semaine (269).

Il n'y a pas que les mauvaises graisses qui jouent sur le cœur, mais aussi le sucre industriel, rapidement absorbé par l'organisme. La chose est désormais entendue.

Vous augmentez votre risque cardiovasculaire en consommant régulièrement des aliments sucrés comme le pain blanc, le riz blanc, les pâtisseries, les gâteaux, les confiseries, ou bien des aliments manufacturés contenant du fructose industriel fabriqué à partir du sirop de maïs (sodas, confitures,...). En plus de faire bondir la glycémie pour beaucoup d'entre eux, ces sucres agissent sur le cholestérol (en diminuant à la fois le taux de HDL et la taille des LDL), deux conditions idéales pour aggraver l'athérosclérose.

Chez la femme, une vaste étude italienne nommée EPICOR (*European Prospective investigation into cancer and nutrition*), conduite auprès de plusieurs dizaines de milliers de personnes, montre que le cœur des femmes est particulièrement sensible aux aliments sucrés, au point de doubler leur risque d'avoir un problème cardiaque sur une période de seulement huit ans, confirmant ainsi des enquêtes antérieures (219). Dans l'étude des infirmières américaines, la simple consommation régulière d'un seul verre par jour de soda ou d'une autre boisson sucrée (limonade, nectars de fruits,...) suffit à augmenter de 23% le risque d'accident cardiaque par rapport aux femmes n'en consommant pas (74).

Le danger existe aussi chez l'homme, qui semblait jusque-là plus ou moins épargné dans les différents travaux. On en a maintenant la preuve grâce notamment à l'étude EPIC-MORGEN menée aux Pays-Bas et à l'étude KIHD menée en Finlande (34, 165). En particulier, comme chez la femme, l'impact des boissons sucrées a été confirmé chez des professionnels de santé : les hommes qui en boivent le plus, soit un tiers de litre par jour, ont 20% de risque en plus de souffrir des coronaires (52).

Dernière précision importante, si vous souhaitez diminuer votre consommation de graisses, ne le faites pas au profit de ce type d'aliments riches en sucres rapides, car cela augmenterait encore davantage votre risque d'infarctus du myocarde (107).

En mangeant globalement trop de pain, de fromages et d'aliments industriels, vous faites probablement partie des gros consommateurs de sel, puisque c'est le cas de 95% à 99% des Français d'après l'étude Nutrinet-Santé. Chaque jour, vous ingérez alors sept grammes de sel si vous êtes une femme et dix grammes si vous êtes un homme, en tout cas plus que les cinq grammes recommandés par l'OMS (l'équivalent d'une cuillère à café).

Or, le fait de consommer trop de sel est un facteur de risque cardiovasculaire bien démontré. La menace de complications augmente même de 23% dès que l'on atteint cinq grammes par jour, selon une étude menée sur des milliers de cas (233). Mais ce qui compte le plus c'est en fait la proportion de sodium et de potassium – ce dernier étant surtout d'origine végétale –, à tel point que le risque de mourir à cause des coronaires double chez ceux qui absorbent beaucoup plus de sel que de potassium, autrement dit beaucoup trop de sel par rapport à leur consommation en fruits et légumes (262).

Le danger du sel est dû en partie à l'augmentation de la pression artérielle, mais pas seulement : il y a aussi un effet toxique direct sur les vaisseaux. Ainsi, quelle que soit votre pression artérielle, votre risque d'AVC (en particulier) augmente si vous mangez régulièrement des aliments salés.

Toutefois, on n'a pas encore la preuve qu'une réduction du sel dans la population générale puisse empêcher la survenue d'un nombre important d'évènements vasculaires. Une publication parue en 2011 dans la revue américaine *Journal of the american medical association* soulève beaucoup de questions en montrant que le risque de mourir d'un problème cardiovasculaire augmente d'autant plus que la quantité de sel éliminé dans les urines est faible (232). Mais les chercheurs du *European Project on Genes in Hypertension* (EPOGH) qui sont à l'origine de ce travail ont pris en compte la quantité de sel éliminée par les urines pour matérialiser l'apport alimentaire. Or, l'excrétion urinaire du sodium n'en est pas le reflet exact, étant donné qu'elle dépend aussi de la fonction rénale, dont on connaît le lien étroit avec le risque cardiovasculaire : ceux qui éliminent moins bien le sel sont peut-être ceux dont la filtration rénale est déficiente.

Votre risque cardiovasculaire peut aussi s'accroître en consommant des aliments contenant de l'huile végétale hydrogénée ou de palme, sous forme de viennoiseries, de gâteaux, de pâtes à tartiner, de chips, de pizzas ou autres plats préparés, ayant par ailleurs en communs d'être gras et sucrés. Même chose en cas de consommation régulière de plats grillés, rôtis ou frits.

Enfin, la répartition des repas influence le risque cardiovasculaire, et en particulier la façon de s'alimenter le matin. Une étude a recherché si le fait de sauter le petit-déjeuner, c'est-à-dire de ne rien prendre entre 6 heures et 9 heures du matin, pouvait jouer sur les facteurs de risque cardiovasculaire : elle est arrivée à la conclusion que les personnes qui ne mangent rien le matin ont un plus grand tour de taille et des taux plus élevés de sucres et de cholestérol dans le sang (226).

Buvez-vous de l'alcool et du café?

Le dogme veut qu'à condition de ne pas dépasser deux verres par jour pour un homme et un verre pour une femme, l'alcool ne présente aucun effet délétère – voire un effet protecteur – si l'on s'en tient au risque cardiovasculaire. Il est vrai que statistiquement parlant, on dénombre davantage d'infarctus et d'AVC parmi les non-buveurs que chez les buveurs modérés. Néanmoins, l'impact des boissons alcoolisées n'est pas le même pour tout le monde, et en particulier chez les jeunes.

En revanche, ce qui est sûr, c'est que les effets toxiques sur les artères et l'action hypertensive de l'alcool prennent le dessus très rapidement avec l'augmentation des doses. Or, en France, le baromètre santé 2010 de l'INPES (Institut national de prévention et d'éducation pour la santé) montre que 15% des hommes de plus de 40 ans boivent plus de trois verres d'alcool par jour, alors que les femmes ne sont que 3% à avoir un tel comportement. Dans ces conditions, votre risque d'avoir un accident cardiovasculaire est plus élevé que celui des buveurs modérés ou des non-buveurs, y compris si vous préférez le vin, dont les méfaits liés à l'alcool ne sont plus compensés par le bénéfice des polyphénols.

Pourtant, tout n'est pas une question de quantité. Votre mode de consommation a également sa part de responsabilité. Pour une même quantité d'alcool, les effets cardiovasculaires sont différents entre une consommation express et une prise étalée dans le temps. L'habitude de plus en plus répandue d'avaler beaucoup d'alcool en une seule occasion, lors d'une soirée ou au cours d'un week-end (ce que les anglo-saxons appellent le *Binge drinking*), s'avère être un important facteur de risque cardiovasculaire.

En Irlande, par exemple, il y a deux fois plus d'infarctus du myocarde qu'en France. Une équipe de l'INSERM a voulu confronter cet écart de fréquence aux habitudes de consommation d'alcool des deux pays, en tenant compte des différences culturelles. Dans cette étude nommée PRIME (*Prospective Epidemiological Study of Myocardial Infarction*), on a comparé des irlandais de la cinquantaine habitant Belfast à des français du même âge vivant à Lille, Strasbourg ou Toulouse, tous ayant été suivis pendant une dizaine d'années. Bien que les quantités d'alcool consommées soient à peu près équivalentes, les premiers sont plus souvent adeptes du *Binge drinking*, alors que les seconds sont typiquement des buveurs réguliers et modérés : ainsi, près de 10% des irlandais boivent massivement lors des week-ends, contre seulement 0,5% des français. Or, la conclusion de cette étude est que le fait de prendre l'habitude de boire souvent plus de cinq verres d'alcool en une seule occasion double le risque de mourir d'une crise cardiaque, par rapport à quelqu'un qui consommerait la même quantité d'alcool mais répartie sur la semaine (203).

Quant au café, on peut être définitivement rassuré. Certes, comme pour l'alcool, la prise d'une tasse de café peut théoriquement déclencher une complication à très court terme lorsqu'on en prend épisodiquement. En revanche, sa consommation régulière n'a pas d'impact négatif sur le risque d'infarctus ou d'AVC.

Succombez-vous aux compléments alimentaires ?

Comme 20% des français, vous êtes probablement tenté de prendre des compléments alimentaires pour vous protéger – entre autres – des maladies cardiovasculaires. Cette démarche est malheureusement inutile voire dangereuse, surtout si vous en prenez de façon prolongée. Sachez que la plupart des études dites d'intervention portant sur l'intérêt de ces vitamines, minéraux et autres antioxydants contredisent la simple observation (15, 25, 265).

Malgré l'irréfutable relation qui existe entre le taux plasmatique de tel ou tel micronutriment (vitamine C,…) et le risque de maladie cardiovasculaire, les supplémentations ne vous protégeront pas. Prendre des vitamines B par exemple, comme la B9 (acide folique), diminuera certes votre taux d'homocystéine, un dérivé toxique impliqué dans l'athérosclérose, mais ne modifiera en rien votre risque d'avoir un accident cardiaque ou cérébral par rapport à une personne qui n'en prend pas (158).

Au cours de la *Physicians' Health Study*, des chercheurs se sont penchés sur le cas de 15.000 médecins américains, des hommes de la cinquantaine en bonne santé, parmi lesquels certains ont pris pendant à peu près huit ans des compléments à base de vitamine E (400 UI tous les 2 jours) ou de vitamine C (500 mg par jour) : là encore, cela n'a influencé ni le nombre d'infarctus du myocarde ni celui d'AVC (215).

Au pire, certaines supplémentations peuvent vous rendre encore plus vulnérables aux accidents cardiovasculaires. Dans l'étude SUVIMAX, où l'on a fait appel à un cocktail d'antioxydants pris à doses nutritionnelles pendant huit ans, et composé de vitamine C, de vitamine E, de bêtacarotène, de sélénium et de zinc, il n'y a eu aucune amélioration de la pression artérielle, du profil lipidique et de la glycémie : on a même constaté une augmentation du cholestérol chez la femme et des triglycérides chez l'homme (97). Selon l'analyse de 78 études fiables sur le sujet, on sait même que les compléments d'antioxydants, contenant en particulier du β-carotène et de la vitamine E, augmentent légèrement le risque de mourir (23).

Le danger semble aussi particulièrement présent si vous êtes une femme ménopausée et que votre médecin vous a prescrit du calcium en comprimés pour prévenir l'ostéoporose. Si les os peuvent s'en trouver mieux, ce n'est certainement pas le cas du cœur et des vaisseaux, car ce calcium artificiel, qui n'est pas assimilé de la même manière que le calcium alimentaire, augmente la calcémie et aurait la fâcheuse tendance à se déposer sur les artères. Et contrairement à ce que l'on pensait, ces effets néfastes du calcium ne semblent pas contrebalancés par la vitamine

D : autrement dit, même si vous prenez à la fois du calcium et de la vitamine D en comprimés, vous vous exposez un peu plus à des soucis d'ordre cardiovasculaire. L'étude WHI (*Women's Health Initiative*), qui montrait un effet protecteur de l'association calcium/vitamine D, ne tenait en effet pas compte du fait que la moitié des femmes interrogées prenaient déjà du calcium de leur propre chef. Cette étude a donc été revue et corrigée en 2011, et couplée à une méta-analyse de huit études randomisées : à la lumière de cette relecture, il apparaît en réalité que ce sont les femmes supplémentées en calcium pour la première fois (avec ou sans vitamine D) qui ont environ 20% de risque en plus de faire un infarctus ou un AVC (27). Plus récemment, l'étude européenne EPIC a enfoncé le clou, en montrant que parmi des personnes sans antécédent cardiovasculaire, celles qui sont supplémentées en calcium ont un risque d'infarctus du myocarde presque doublé au bout d'une dizaine d'années (+ 86% sur 11 ans) par rapport aux non-utilisatrices, et que cette menace s'amorce rapidement après le début de la cure (140).

Prenez-vous régulièrement des médicaments ?

Au cours de l'année qui va s'écouler, vous allez consommer 48 boîtes de médicaments, soit près d'une boîte par semaine. Ne soyez pas surpris par ce chiffre, ce n'est que la moyenne par habitant que l'enquête publiée en 2010 par l'AFSSAPS (Agence française de sécurité sanitaire des produits de santé) a mise en évidence. Si vous en utilisez largement moins, ne banalisez pas pour autant des prises médicamenteuses courtes mais répétées. De nombreuses études pointent du doigt les dangers d'utiliser régulièrement certaines classes de médicaments, notamment parmi les plus familières qui soient.

Il est clair que beaucoup de médicaments ont des effets indésirables cardiovasculaires, répertoriés sur le Vidal. Mais depuis l'affaire du Médiator®, chacun d'entre vous a pris conscience que les risques liés aux médicaments ne se limitent pas à ces effets à court terme. Compte tenu du fait que nous sommes parmi les plus gros consommateurs de médicaments en Europe, il paraît légitime d'évaluer les risques d'infarctus et d'AVC à plus ou moins long terme liés à la consommation régulière de certains d'entre eux.

Commençons par les anti-inflammatoires (AINS) ! Quand on les évoque, l'ulcère de l'estomac est l'effet indésirable qui vient tout de suite à l'esprit. Mais le système cardiovasculaire souffre aussi quand on prend ce type de médicaments, contrairement à l'aspirine qui, elle, est justement utilisée dans un but préventif. On savait déjà que les anti-inflammatoires peuvent déclencher un infarctus du myocarde chez un cardiaque, dès les premiers jours du traitement, en particulier avec le bien connu diclofénac (Voltarène®) ; c'est d'ailleurs pour cette raison que les médecins évitent d'en prescrire dans ce contexte.

Mais même si vous n'avez aucun antécédent cardiaque, le fait de prendre souvent des anti-inflammatoires pour soulager vos rhumatismes, ou toute autre douleur, augmente votre risque de faire un accident cardiovasculaire. Des chercheurs de l'Institut de médecine sociale et préventive de Berne, en Suisse, ont récemment confirmé cette relation après avoir décortiqué une trentaine d'études cliniques parmi les plus fiables, portant sur sept analgésiques ; et leur conclusion est édifiante, car tous les médicaments testés augmentent le risque d'infarctus ou d'AVC, certains allant même jusqu'à quadrupler la mortalité cardiovasculaire (245). Sans incriminer l'ensemble des produits de cette classe, l'Agence européenne du médicament va dans le même sens dans son communiqué datant d'octobre 2011. Ces effets indésirables surviennent autant avec les AINS classiques (famille du Voltarène®) – et notamment ceux qui sont disponibles en vente libre comme l'ibuprofène (Nurofen®) –, qu'avec la famille des coxibs, laquelle se limite essentiellement au célécoxib (Célébrex®) depuis le retrait du marché du rofécoxib (Vioxx®) en 2004.

Méfiez-vous aussi du "banal" paracétamol que vous avez dans votre pharmacie. Il est suspecté d'avoir ce genre d'effets délétères. Au cours de la *Nurses' Health Study*, on a évalué la consommation médicamenteuse de 70.000 infirmières américaines sur une période de douze ans : ce qui a révélé que par rapport aux faibles utilisatrices, celles qui prennent au moins 22 comprimés de paracétamol par mois augmentent leur risque d'accident vasculaire de 35%, et celles qui en prennent 15 ou plus par semaine l'augmentent carrément de 68% (38).

Autre possibilité, vous faites peut-être partie des six millions de français qui suivent un traitement antidépresseur. Là encore, méfiance, bien qu'il soit difficile de faire la part des choses entre ce qui relève de la dépression elle-même (et surtout de sa sévérité, critère qui en conditionne la prescription) et ce qui revient véritablement aux médicaments. Certaines études relient en tout cas leur utilisation à la survenue d'un accident cardiovasculaire, qu'il y ait ou non une dépression sous-jacente.

En Écosse, grâce à l'analyse du registre de santé publique, ayant vocation d'étudier la santé de la population générale tous les trois ou quatre ans, on a montré qu'en seulement huit ans de traitement le risque cardiovasculaire des personnes sous antidépresseur tricyclique (Anafranil®, Tofranil®,...) augmentait de 35%, ce qui ne s'expliquait pas par la présence d'autres facteurs de risque (91). À Taïwan, sur des centaines d'accidents survenus entre 1998 et 2007, on a remarqué que le risque d'AVC était majoré de 48% pour ceux qui prenaient des antidépresseurs, surtout lors des premières prescriptions (261).

Si les tricycliques sont les plus suspects, les inhibiteurs spécifiques de recapture de la sérotonine (Prozac®, Zoloft®,...), de loin les plus prescrits en France, ne peuvent être mis hors de cause. D'autant qu'une étude présentée en 2011 au 60ème congrès de l'*American College of Cardiology* montre que les antidépresseurs – toutes classes confondues – ont un impact direct sur les artères, indépendamment de la dépression sous-jacente et des facteurs de risque cardiovasculaire. C'est en pratiquant une échographie à 513 paires de jumeaux d'environ 55 ans, anciens combattants américains de la guerre du Vietnam, que les chercheurs ont pu mettre en évidence, à niveau dépressif équivalent, une augmentation de 5% de l'épaisseur des artères du cou chez ceux qui utilisaient des antidépresseurs, augmentation que l'on sait associée à un risque plus élevé de complication. De plus, entre les frères jumeaux souffrant tous deux de symptômes dépressifs comparables mais où l'un seulement était traité, la différence obtenue correspondait à des artères plus vieilles de quatre ans pour celui qui était sous médicament (217).

Tout ceci mérite en tout cas des éclaircissements, étant donné l'importance de la consommation d'antidépresseurs, qui met la France au troisième rang européen (enquête menée par l'Assurance maladie entre 2006 et 2009). D'autant que vous êtes de plus en plus nombreux à être traités par cette classe de médicaments pour un autre motif qu'une dépression, en particulier pour des migraines, des douleurs chroniques ou des troubles du sommeil.

Enfin, les risques féminins inhérents aux traitements hormonaux restent d'actualité. Toute la lumière n'a pas été faite.

Si vous avez plus de cinquante ans et que vous prenez un traitement hormonal substitutif (THS), comme un tiers des femmes ménopausées, votre risque cardiovasculaire est manifestement accru, d'autant plus que celui-ci est instauré longtemps après le début de la ménopause. Le THS pourrait en fait aggraver une athérosclérose préexistante, conduisant à déclencher une complication chez certaines femmes, surtout les plus âgées évidemment. Même si le traitement « à la française » est quelque peu différent de celui utilisé outre-Atlantique, et *a priori* innocenté en 2007 par l'étude française ESTHER (*Estrogen and Thromboembolic Risk*), les conclusions des études américaines laissent encore planer le doute sur son innocuité cardiovasculaire, en particulier la fameuse étude WHI (*Women's Health Initiative*), dont les résultats récents vont dans le même sens que ceux de 2002 – sources de tant de bruit médiatique. D'après les résultats de cette étude datant de 2010, le risque cardiaque d'une femme traitée dans les dix ans qui suivent le début de sa ménopause augmente de 29% dans les deux premières années de son traitement, par rapport à une femme ne prenant pas d'hormones (244). D'autres travaux montrent que la probabilité de faire un AVC est également plus élevée sous traitement de la ménopause.

Si au contraire vous avez moins de cinquante ans et que vous prenez la pilule, votre cœur et vos vaisseaux sont là encore en danger, surtout en cas de tabagisme associé. C'est la dose d'œstrogènes, absolue ou relative, qui en est responsable. Toutes marques confondues, le risque de faire un infarctus du myocarde est presque doublé, et plus encore celui d'accident vasculaire cérébral, d'après une analyse de la littérature datant de 2005 (9). Les données les plus récentes sur les AVC montrent que ce sont paradoxalement les pilules dites de dernières générations (comme Jasminelle®) qui sont les plus dangereuses, en raison de leurs plus faibles concentrations en progestatif, recherchées afin de minimiser certains désagréments tels que la prise de poids, l'acné et la rétention d'eau : ces pilules sont pourtant les plus utilisées en France, par deux à trois millions de femmes. En termes de mortalité cardiovasculaire, l'usage de la pilule en général ne l'augmente apparemment que chez les femmes de moins de trente ans, si l'on se réfère à une vaste étude britannique menée à partir de 1968 chez des dizaines de milliers d'utilisatrices, suivies pendant près de quarante ans (93).

Comment vous dépensez-vous ?

Vous avez une chance sur deux d'appartenir à la population inactive, puisque selon une expertise de l'INSERM publiée en 2008, plus de la moitié des Français ont un niveau d'activité insuffisant pour leur santé, soit moins de 30 minutes d'activité modérée cinq fois par semaine (comme la marche) ou moins de 20 minutes d'activité plus intense trois fois par semaine (comme le sport). C'est d'autant plus probable que vous êtes une femme ou que vous habitez en milieu rural, sans compter la composante professionnelle, puisque 80% des travailleurs ont un métier sédentaire. L'excès de risque vasculaire qu'affichent les chauffeurs professionnels (routiers, taxis et conducteurs de bus) illustre bien le problème.

Le fait d'être sédentaire, ou même simplement de l'avoir été dans son enfance, est un facteur de risque sous-estimé de maladie cardiovasculaire (73). En seulement cinq ans, une personne particulièrement inactive, pratiquant moins d'une demi-heure d'activité physique par semaine, voit son risque cardiovasculaire s'élever de 50% par rapport à celle qui bouge au moins deux heures et demie par semaine, et cet écart ne s'explique pas par les principaux facteurs de risque (153).

Mais si une activité soutenue est bonne pour le cœur au cours des loisirs, elle ne l'est plus dans le cadre du travail : en comparant le niveau d'activité de milliers d'adultes victimes d'une première crise cardiaque à celui de témoins, l'étude INTERHEART montre que les gens ayant un métier particulièrement pénible sont les seuls à ne pas être protégés des maladies cardiaques (96). En fait, ce sont ceux qui ont à la fois très actifs professionnellement mais plutôt sédentaire en dehors de leur travail qui sont à risque d'accident cardiovasculaire, et notamment d'infarctus du myocarde (100).

Répondez maintenant à la question suivante : à quelle vitesse êtes-vous capable de vous déplacer, que se soit en courant ou en marchant ? Une mauvaise condition physique prédit en effet la survenue d'un accident cardiaque ou cérébral. Ce lien entre la forme physique et les maladies cardiovasculaires s'observe à tous les âges et quel que soit le niveau d'activité physique, ce qui sous-entend que d'autres facteurs de risque interviennent.

C'est ce que montre une première étude qui a évalué la capacité à courir 1 mile, soit un peu plus d'un kilomètre et demi : pour cela, de nombreux participants, dont la forme physique a été évaluée à 45 ans, 55 ans puis 65 ans, ont été suivis à partir de 1990 jusqu'à leur décès ou leur 90ème anniversaire. La vitesse à laquelle un individu de plus de quarante ans court la distance, permet de prévoir s'il aura ou non une maladie du cœur dans les années à venir : si vous êtes un homme, cette mesure de santé vous concerne tout particulièrement. Quel que soit votre âge, si vous faites partie des hommes les moins endurants, vous avez deux fois plus de risque d'avoir un problème cardiovasculaire dans les dix prochaines années : à 55 ans, par exemple, ce risque est estimé à 30% si ce test est réalisé en quinze minutes, alors qu'il descend en dessous des 10% si la distance est parcourue en moins de huit minutes (18).

Dans l'étude « des Trois Cités », les chercheurs de l'INSERM ont quant à eux mesuré la vitesse de marche des personnes de plus de 65 ans, et l'ont confrontée à la mortalité sur une période de cinq ans. Les participants ne souffraient d'aucune pathologie susceptible d'entraver leurs déplacements, comme un rhumatisme, une opération chirurgicale, un problème neurologique,..., etc. C'est donc bien la marche spontanée qui a été testée, chez des personnes en bonne santé apparente. Résultats de l'étude, plus on marche lentement, naturellement, plus on est susceptible de mourir d'un accident cardiovasculaire : ce danger est triplé pour les personnes les plus « lentes » par rapport aux plus « rapides » (59).

Dans la vie courante, les activités sédentaires ne manquent pas. La position assise en est le chef de file, et les méfaits cardiovasculaires qu'on lui impute sont indépendants des facteurs de risque traditionnels, mais surtout ne sont pas totalement compensés par l'activité physique pratiquée par ailleurs. Une étude menée sur plus de cent mille américains montre que plus on passe de temps assis, plus on risque de mourir d'une maladie cardiovasculaire. En restant six heures par jour ou plus dans cette position, on augmente son risque de décès de 34% si l'on est une femme et de 17% si l'on est un homme, et en combinant position assise et manque d'activité, le surrisque s'élève respectivement à 94% et 48% (181).

Calculez en particulier le temps que vous passez devant un écran, qu'il s'agisse de la télévision, de l'ordinateur ou de jeux vidéo. Selon une étude menée en Écosse sur des adultes de plus de 35 ans, en seulement quatre ans, vous doublez votre risque d'être hospitalisé pour un problème cardiaque ou d'en mourir en restant plus de quatre heures par jour dans cette position (231). Pour la majorité d'entre nous, la télé occupe déjà entre trois heures et demie et quatre heures par jour de notre temps libre : or, le fait de la regarder ne serait-ce que deux heures par jour suffit à augmenter de 15% la probabilité d'avoir une complication cardiovasculaire (86).

Chaque jour, beaucoup d'entre vous passent aussi beaucoup de temps dans leur voiture, pour aller au travail notamment. L'impact de ce temps d'immobilité sur la mortalité cardiovasculaire a été évalué dans l'étude *Aerobics Center Longitudinal Study*, au cours de laquelle des hommes de tous âges ont été suivis de 1982 à 2003 : durant les vingt et un ans qu'a duré l'étude, le risque de décès cardiovasculaire a presque doublé pour ceux qui conduisaient plus de dix heures par semaine, comparés à ceux qui se maintenaient en dessous des quatre heures de conduite hebdomadaires (253).

Prenez-vous régulièrement le soleil ?

Interrogez-vous sur votre comportement face au soleil, car lui aussi conditionne votre risque cardiovasculaire, par le biais de la vitamine D, dont le cœur et les vaisseaux ont besoin pour fonctionner normalement. En son absence, on produit davantage d'athérosclérose.

D'ailleurs, les différences d'ensoleillement d'une région à l'autre expliquent en partie pourquoi on est statistiquement plus à risque d'avoir un problème cardiovasculaire à Lille qu'à Toulouse, par exemple. Ne confondez pourtant pas les UV solaires et les UV artificiels des cabines de bronzage, ces derniers étant associés au contraire à une augmentation de la mortalité.

Problème, à ensoleillement égal, tout le monde ne fabrique pas autant de vitamine D qu'il faudrait. Si votre peau est pigmentée, si vous êtes obèse ou bien âgé, vous synthétisez moins de vitamine D, ce qui vous donne une raison supplémentaire d'en manquer. De même, si vous avez la peau claire, il est fort probable que vous ne vous exposiez pas suffisamment par peur des coups de soleils.

Heureusement, une simple prise de sang permet d'évaluer le taux sanguin de vitamine D. Devenu une pratique médicale courante, ce dosage n'est plus axé uniquement sur l'ostéoporose, mais renseigne aussi sur le risque de maladie cardiovasculaire. Selon l'étude nationale nutrition santé (ENNS), publiée en 2012 dans le Bulletin épidémiologique hebdomadaire, 80% des adultes français manquent de vitamine D, c'est-à-dire que leur taux de 25(OH)D est inférieur à 30 ng/ml.

Le lien entre un faible taux de vitamine D et le risque de maladie cardiovasculaire a été établi (188). Et les facteurs de risque traditionnels n'y sont pour rien : après avoir décortiqué plus de 40.000 dossiers médicaux, on a découvert que la vulnérabilité aux accidents coronaires ou cérébrovasculaires doublait chez les patients carencés en vitamine D, même en l'absence d'hypertension, de diabète, de cholestérol ou d'autres facteurs de risque habituellement pris en compte (4).

Pourtant, bien que la supplémentation en vitamine D se soit généralisée, il n'y aucune certitude qu'elle puisse éviter le risque d'infarctus ou d'AVC : en termes d'évènement cardiovasculaire, l'analyse d'une cinquantaine d'études de prévention ne montre aucune différence dans le groupe supplémenté par rapport au groupe témoin (60). Ce pourrait être un argument pour accorder plus d'importance à l'exposition solaire au long court qu'aux sources alimentaires de vitamine D.

Dormez-vous suffisamment ?

De plus en plus d'entre nous ne dorment pas assez ou en tout cas n'ont pas un sommeil réparateur. Selon une enquête de l'Institut de Veille Sanitaire, un tiers des Français est sujet aux troubles du sommeil au moins trois fois par semaine. Or, ne pas dormir suffisamment ou suffisamment bien est dommageable pour le système cardiovasculaire. On connaît la relation étroite qui relie le sommeil à l'obésité, au diabète, à l'hypertension artérielle ainsi qu'aux facteurs psychosociaux, mais son influence s'exerce indépendamment de ces facteurs.

Vous faites peut-être partie des Français qui ne dorment pas plus de six heures par nuit, soit en dessous du temps idéal (fixé autour de sept heures), ou bien de ceux qui au contraire dorment trop.

Une corrélation entre le temps de sommeil et l'athérosclérose a été démontrée. En cinq ans, près de 500 volontaires de 35 à 47 ans ont été suivis dans le cadre de l'étude CARDIA (*Coronary Artery Risk Development in Young Adults*) et soumis à des scanners à la recherche de calcifications des artères coronaires, qu'aucun d'entre eux n'avait au départ. Cette étude a mis en évidence que plus le sommeil est court, plus les coronaires se calcifient, phénomène reflétant l'importance de l'athérosclérose : 27% des individus qui dorment moins de cinq heures ont des calcifications, contre seulement 6% de ceux qui dorment plus de sept heures par nuit (116). Même chose pour l'épaisseur des artères du cou, un autre marqueur d'athérosclérose, lorsque le sommeil est trop court ou même trop long (260).

Quoi qu'il en soit, selon de nombreuses études, le fait de dormir trop ou pas assez augmente le risque d'accident cardiovasculaire, tant chez la femme que chez l'homme (36). Si l'on s'écarte légèrement de la durée idéale, c'est-à-dire en dormant six ou huit heures, il y a très peu de risque. En revanche, au delà, les problèmes commencent. Selon une étude conduite dans la population américaine, et présentée en 2012 lors de la conférence annuelle de l'*American College of Cardiology*, on double son risque d'infarctus ou d'AVC quand on dort moins de six heures par nuit ou plus de huit.

Si le temps de sommeil peut être réduit volontairement par des activités de loisir, comme la télé ou internet, il peut l'être aussi involontairement lorsqu'on a des soucis. On a cherché à savoir si dans ce cas, il y avait aussi un danger. À partir d'un large échantillon d'adultes, on constate un bond de 40% du risque d'accident cardiovasculaire chez ceux qui signalent des insomnies dans un contexte d'inquiétude, et ce depuis plus de quatre semaines (92).

Quant à la qualité du sommeil elle-même, elle revêt une importance cruciale. Le risque cardiovasculaire est d'autant plus marqué qu'on est un petit dormeur et qu'on souffre en même temps de troubles du sommeil.

D'une manière générale, le fait de signaler une difficulté à s'endormir, une prise de somnifères, des nuits blanches ou des réveils précoces, favorise l'apparition de deux facteurs de risque de maladie cardiovasculaire que sont le diabète et l'hypertension artérielle : dans l'étude qui a constaté ces faits, après avoir suivi des hommes et des femmes pendant dix-neuf ans, il n'a pourtant pas été possible d'établir avec certitude une relation avec la mortalité par accident cardiovasculaire (195).

La relation est en revanche beaucoup plus évidente pour les apnées du sommeil, qui constituent un important facteur de risque. Cette obstruction intermittente des voies aériennes supérieures, dont souffrent 5% des hommes et 2% des femmes, soit plus de quatre millions de Français, est pourtant souvent méconnue, car on n'a pas conscience soi-même de faire des pauses respiratoires. C'est votre cas si vous ronflez la nuit en arrêtant plus ou moins de respirer plus de 5 fois par heure, et que vous somnolez dans la journée, que vous êtes irritable, que vous avez du mal à vous concentrer ou à mémoriser, que vous avez des maux de tête au réveil ou que votre libido est en baisse. Mesurez aussi la circonférence de votre cou : si celle-ci dépasse 40 cm, la probabilité d'être concerné est grande. Les apnées du sommeil sont clairement associées à l'athérosclérose par de nombreux mécanismes, dont l'élévation de la pression artérielle : plus la gêne est marquée, plus les artères se bouchent. Souffrir d'apnées multiplie au minimum par deux le risque d'infarctus ou d'AVC. En termes d'infarctus, un lien de causalité a été fourni grâce au suivi d'hommes et de femmes consultant pour ronflement dans un service spécialisé dans le sommeil : selon l'étude, les personnes concernées multiplient par près de cinq leur possibilité de faire une telle complication (183).

Sans être dans ce cas de figure, vous faites peut-être partie des 24% d'adultes qui ronflent tout simplement. Même sans faire d'apnées, le simple fait de ronfler constitue en lui-même un élément déterminant de l'athérosclérose des artères coronaires, en tout cas lorsqu'il occupe au moins la moitié de la nuit (135). Les ronfleurs, même en bonne santé, sont d'ailleurs plus sujets aux troubles métaboliques (246).

Une autre circonstance à risque, dont se plaint une personne sur dix, est connue sous le nom de syndrome des jambes sans repos, qu'on appelle couramment « impatiences ». Si vous avez une envie irrépressible de bouger les jambes pendant la nuit à cause de fourmillements, de brûlures ou de n'importe quelle autre sensation gênante, vous êtes probablement concerné par ce problème, surtout si vous êtes une femme, puisque les femmes sont deux fois plus touchées que les hommes. Des études épidémiologiques ont suggéré un lien entre le syndrome des jambes sans repos et les maladies cardiovasculaires. En questionnant des séniors, la *Sleep Heart Health Study* avait constaté un doublement du risque d'avoir un problème cardiaque, mais une étude prospective plus récente, portant sur des professionnels de santé plus jeunes, de 40 ans ou plus, ne confirme pas cette hypothèse (257, 258).

La plupart d'entre nous dorment la nuit, mais qu'en est-il de ceux qui dorment le jour, pour raison professionnelle le plus souvent.

Vous travaillez peut-être dans le milieu médical, dans une compagnie aérienne ou dans un autre secteur qui impose des horaires décalés (travail de nuit ou 3/8) ou atypiques (12 heures d'affilées par exemple). Deux tiers des salariés sont en effet dans ce cas. Ces conditions de travail, qui perturbent les rythmes biologiques, sont également néfastes au cœur et aux vaisseaux car elles altèrent directement le métabolisme et incitent à avoir de mauvais comportements, comme celui de manger trop gras ou trop sucré. Du reste, l'incidence du syndrome métabolique est cinq fois plus marquée chez ceux qui travaillent de cette façon, comme on a pu le montrer chez des infirmières et des infirmiers italiens (186, 252). Au final, on estime que cela majore de 40% le risque cardiovasculaire, et avant tout celui d'AVC (122).

Certes, les vertus de la sieste ne sont pas à remettre en question, surtout quand on est jeune. Au point que, d'après l'étude européenne EPIC (*European Prospective Investigation into Cancer and nutrition*), si vous travaillez et que vous ne faite pas de sieste, vous avez plus de risque d'avoir un problème coronaire que les personnes qui s'y adonnent de façon régulière ou même occasionnelle (169).

Mais la somnolence diurne est plutôt péjorative. Quand on est d'âge moyen, elle peut traduire l'existence d'apnées obstructives du sommeil, dont on connaît les dangers pour le cœur et le cerveau. À la retraite également, le fait de somnoler souvent le jour prédit le risque d'avoir un accident cardiovasculaire ou d'en mourir. Or, dans l'étude des Trois Cités, menée dans les villes de Lille, Strasbourg et Toulouse, près d'une personne sur cinq a tendance à s'assoupir trop longtemps au cours de la journée à partir de 65 ans : par rapport aux personnes du même âge n'ayant pas de somnolence, le risque d'AVC est en particulier doublé (24, 63).

Quels sont vos chiffres de pression artérielle ?

Depuis l'apparition des appareils d'automesure disponibles en pharmacie, tout le monde peut connaître sa tension sans consulter un médecin. Un geste important, car l'augmentation de la pression artérielle est responsable des deux tiers des AVC et de près de la moitié des problèmes coronaires. Non content de rigidifier les artères, l'excès de pression accélère aussi la formation des plaques d'athérome. Toutefois, différentes modifications de la pression artérielle, autres que la classique hypertension, peuvent accroitre votre risque cardiovasculaire.

Plus on est jeune, plus le second chiffre (que l'on nomme diastolique) a de valeur pour prédire ces complications, alors qu'avec l'avancé en âge, le premier chiffre (systolique) devient de plus en plus déterminant. En effet, avec le poids des années, le second chiffre reste stable ou même diminue sous l'effet de la rigidité artérielle, ce qui peut s'avérer faussement rassurant.

Quand on parle de pression artérielle, on se réfère habituellement aux chiffres obtenus dans la journée. Pourtant, d'après certaines études, la pression artérielle nocturne, qu'on mesure grâce au holter tensionnel ou MAPA (mesure ambulatoire de la pression artérielle), serait un meilleur indicateur du risque cardiovasculaire.

Vous savez probablement que si votre pression artérielle atteint ou dépasse 14/9 cmHg chez le médecin ou 13,5/8,5 à votre domicile, vous serez étiqueté hypertendu, comme un tiers de la population adulte en France. Cela augmentera alors votre risque d'infarctus et surtout d'AVC, lequel est plus que doublé par rapport à une personne normalement tendue.

Si vous êtes en dessous de ces chiffres, vous ne faites donc pas partie des dix millions d'hypertendus, mais ne croyez pas être à l'abri pour autant. Contrairement aux idées reçues, le simple fait d'atteindre ou de dépasser 12/8 mais sans atteindre 14/9 – ce que les médecins qualifient de préhypertension –, suffit à augmenter la probabilité de faire un infarctus du myocarde ou un AVC, d'autant plus qu'on se rapproche de la limite supérieure : par rapport à une tension inférieure à 12/8, une préhypertension multiplie par deux le risque d'évènement cardiovasculaire. Pour être ainsi catalogué préhypertendu, il suffit d'avoir le premier chiffre compris entre 12 et 12,9 ou bien le second entre 8 et 8,9. À partir de 12/8 de tension, chaque majoration de 2 du premier chiffre ou de 1 du second double votre risque de mourir d'un accident cardiovasculaire (136).

Si vous utilisez un appareil électronique, il se peut que vos chiffres d'automesure soient différents de ceux enregistrés par le médecin lors des consultations au cabinet médical. Ne soyez pas surpris ! Ces derniers ont étonnamment moins de valeur que votre propre mesure pour prédire le risque d'évènement cardiovasculaire. Deux cas peuvent se présenter, sans avoir les mêmes conséquences sur la santé.

Si votre tension s'élève chez votre médecin tout en restant normale à votre domicile, vous êtes victime de ce qu'on appelle l'effet « blouse blanche ». Cette réponse excessive au stress occasionné par la consultation n'est que temporaire. Rassurez-vous donc, cette hypertension « isolée de consultation » disparaît après quelques minutes de repos, et ne constitue en aucun cas un surrisque d'infarctus ou d'AVC.

En revanche, si vous obtenez chez vous une moyenne de 13,5/8,5 ou plus sur 18 mesures enregistrées trois jours de suite (à raison de trois mesures matin et soir en position assise), alors que votre tension reste normale chez le médecin, vous présentez le phénomène inverse. Il s'agit de la redoutable hypertension « masquée », aussi dangereuse que l'hypertension permanente car elle double le risque d'accident cardiovasculaire par rapport à une tension normale. La probabilité d'en être atteint est forte si votre médecin vous trouve régulièrement une tension autour de 13 ou 14. Peut-être même faites-vous partie des 10% d'individus qui ne sont hypertendus que sur leur lieu de travail, surtout si vous êtes un homme de plus de cinquante ans ?

Connaissant vos chiffres de pression artérielle, faites la soustraction entre les deux, c'est-à-dire le premier moins le second. Pour une tension de 13/8 par exemple, on obtient 13 – 8 c'est-à-dire 5. Cette valeur représente ce qu'on appelle la pression pulsée, reflet du degré d'amortissement des gros vaisseaux – et donc du vieillissement artériel. Elle s'avère plus fiable que les chiffres pris isolément pour prédire le risque d'évènement cardiovasculaire. Apparemment, une pression pulsée supérieure à 6,5 augmente le risque cardiaque, même si les chiffres sont en eux-mêmes « normaux » ou presque : c'est le cas par exemple pour une tension à 13/6, pour laquelle la différence est de 7.

Habituellement, on ne mesure la pression artérielle qu'à un bras, le plus souvent le gauche. Si vous prenez vous-même votre tension, n'hésitez pas à la comparer au bras droit, à la recherche d'une asymétrie tensionnelle. Si vous observez une nette différence, comme chez 10 à 20% des gens, cela peut vous indiquer un surrisque cardiovasculaire, quels que soient les chiffres de pression artérielle obtenus. La signification d'une telle anomalie ne se limite pas à une éventuelle lésion de l'artère sous-clavière située à la base du cou, qui pourrait nécessiter une intervention chirurgicale. Selon de nombreuses études sur le sujet, le fait d'avoir une différence d'au moins 1,5 de pression systolique entre les deux bras (par exemple 13/8 à gauche et 15/8 à droite) implique aussi un risque accru de 70% de mourir d'un problème cardiovasculaire (44).

À l'inverse, si vous-même ou surtout votre médecin constatez une baisse excessive de la pression artérielle en position debout par rapport à la position assise, votre risque cardiovasculaire est également plus grand que la moyenne. Même si vous avez moins de soixante-cinq ans, vous faite alors peut-être partie des 5% de personnes qui souffrent d'hypotension orthostatique. Celle-ci peut se manifester par des vertiges, des troubles de la vue, voire d'authentiques malaises, mais reste le plus souvent asymptomatique.

Pour en affirmer l'existence, il faut des critères bien précis, pour ne pas la confondre avec la réponse posturale à laquelle tout le monde est soumis : le premier chiffre doit diminuer d'au moins 2 points, ou le second d'au moins 1 point, dans les quelques minutes qui suivent le passage en position debout (trois minutes habituellement), par rapport aux mesures faites en position assise.

Cette baisse posturale excessive de la tension, qui peut être le reflet de l'athérosclérose de vos artères, est d'autant plus fréquente que vous présentez d'autres facteurs de risque, comme une hypertension, un diabète ou un tabagisme. Mais même si ce n'est pas le cas, elle constitue un signe avant-coureur d'accident cardiaque ou d'AVC. Cela a été démontré pour l'infarctus, grâce à l'étude suédoise *Malmö Preventive Project*, dans laquelle les adultes ont été suivis pendant une vingtaine d'années (66). Quant à l'étude ARIC, elle suggère que le risque d'AVC double en cas d'hypotension orthostatique (264).

Tenez compte enfin de la variabilité de votre tension artérielle ! C'est un paramètre prédictif particulièrement fiable. Si les chiffres sont normaux certains jours, élevés à d'autres, cela ne doit donc pas vous rassurer sur votre état cardiovasculaire.

Comme tous les paramètres physiologiques, la tension varie normalement d'une saison à l'autre, d'un jour à l'autre et même d'un moment à l'autre dans la journée. Mais quand l'écart atteint ou dépasse 4, comme entre une tension à 12/8 un jour et une autre à 16/9 le lendemain, ce n'est pas normal, et cela a des conséquences, indépendamment des chiffres en eux-mêmes. C'est ce qu'ont constaté des neurologues anglais de l'hôpital Radcliffe d'Oxford, en analysant pendant deux ans les valeurs du premier chiffre (moyenne, maximale et variations) chez de très nombreuses personnes ayant fait un accident ischémique transitoire (AIT), c'est-à-dire un mini-AVC avec paralysie transitoire ou épisode de perte de la vision : les plus fortes variations tensionnelles constatées d'une consultation à l'autre multiplient le risque d'infarctus du myocarde par trois et surtout celui d'AVC par six (201).

Comment votre pouls bat-il ?

Votre fréquence cardiaque au repos ou à l'effort est un bon indicateur de votre santé vasculaire. On sait en effet que plus le pouls est rapide, plus l'athérosclérose progresse, en particulier au niveau des artères coronaires. Comme toujours, cette relation est plutôt linéaire, autrement dit il est impossible de définir un seuil de fréquence cardiaque en dessous duquel il n'y aurait plus de danger.

Comparé à quelqu'un d'autre, il vous suffit d'avoir quinze battements en plus sur une minute pour voir votre risque de mourir d'une maladie cardiovasculaire s'élever de 24% si vous êtes un homme et de 32% si vous êtes une femme, quels que soient vos autres facteurs de risque par ailleurs (45).

Mais le pouls est en réalité une valeur approximative du rythme cardiaque, car l'écart entre chaque battement du cœur n'est pas rigoureusement régulier. Les enregistrements prouvent qu'il existe une variation permanente de cet intervalle dans les conditions normales, comme c'est le cas pour chacun de nos pas lorsque nous marchons. Cette variabilité cardiaque s'exprime par une succession régulière de phases d'accélération et de décélération, et sa diminution augmente le risque cardiovasculaire.

Au pire, votre pouls peut être franchement irrégulier. Si c'est le cas, peut-être vous arrive-t-il alors de ressentir des palpitations ? Ne négligez surtout pas ce symptôme, d'autant que vous accusez une fatigue inhabituelle, un essoufflement ou que vous êtes hypertendu. Vous faites peut-être partie du million de français souffrant d'arythmie, ou plus précisément de fibrillation auriculaire (FA), un trouble du rythme cardiaque dû à la contraction anarchique des oreillettes et dont le danger réside dans la possibilité de faire un AVC, carrément multipliée par cinq. Seul votre médecin pourra en faire la preuve en pratiquant un électrocardiogramme.

Sachez néanmoins que même si votre rythme cardiaque paraît régulier, une tachycardie même intermittente, c'est-à-dire une banale accélération de votre pouls, augmente aussi votre risque d'avoir un AVC. Habituellement silencieuse, cette tachycardie témoignerait en fait d'une fibrillation auriculaire sous-jacente dans de nombreux cas. Le risque d'être hospitalisé pour AVC est triplé à partir de vingt salves de tachycardie par heure (22).

Vos prises de sang sont-elles anormales ?

Si l'on vous parle d'analyse de sang, votre taux de cholestérol vous vient tout de suite à l'esprit. Et à juste titre, car son excès (sous forme LDL) est effectivement très lié au risque d'infarctus ou d'AVC. Mais la relation entre le cholestérol et le risque cardiovasculaire est nettement atténuée si vous avez plus de 65 ans ou si vous êtes une femme.

Les maladies cardiovasculaires ne se résument pourtant pas à l'hypercholestérolémie, et le danger ne s'évalue donc pas seulement à partir de ces chiffres : n'oublions pas que de nombreuses personnes feront un infarctus du myocarde sans avoir de cholestérol en trop.

Il y a aussi la glycémie, destinée à rechercher un diabète, dont on sait qu'elle double le risque cardiovasculaire chez l'homme, et même le triple chez la femme, au point qu'une femme diabétique serait autant menacée qu'un homme non-diabétique. Mais la glycémie est souvent négligée dès lors qu'elle n'atteint pas la valeur seuil définissant le diabète, c'est-à-dire 1,26 g/l (7 mmol/l). Or, si ce dernier est un facteur de risque bien établi, on méconnaît le fait qu'une « simple » hyperglycémie suffit également à accroître la menace cardiovasculaire, même si elle n'est que le reflet des facteurs de risque classiques : entre 1 et 1,26 g/l (5,7 à 7 mmol/l), vous êtes considéré comme prédiabétique, et avez une chance sur deux d'avoir un vrai diabète dans les années à venir.

En fait, à côté du cholestérol et de la glycémie, de nombreux autres paramètres biologiques, issus d'une prise de sang tout à fait banale ou d'une éventuelle analyse d'urines, sont associés à l'athérosclérose et peuvent prédire également le risque de crise cardiaque ou d'attaque cérébrale. Certains de ces paramètres, comme l'acide urique, la calcémie et surtout les gamma-GT, sont mêmes inclus dans la définition du syndrome métabolique, autrement dit à la présence d'une hypertension artérielle et d'anomalies glucido-lipidiques sur la prise de sang.

La numération formule sanguine (NFS), de même que la vitesse de sédimentation (VS), sont très souvent prescrites en routine par le médecin. On peut y détecter un taux anormalement élevé de globules blancs, qu'on appelle hyperleucocytose, ou une augmentation de la VS. Dans les deux cas, cela veut dire qu'on est dans un état inflammatoire. La montée des globules blancs, particulièrement fréquente en cas de tabagisme, a d'autant plus de valeur en son absence.

En dehors d'un contexte infectieux, cela peut signifier un excès de risque cardiovasculaire. D'après l'étude américaine WHI (*Women's Health Initiative*), réalisée chez des femmes ménopausées, une hyperleucocytose très élevée augmente d'au moins 40% le risque d'infarctus ou d'AVC (149). Dans une autre plus récente, bénéficiant d'un recul d'observation de plus de vingt-quatre ans, seul un surcroît d'accidents coronaires est noté, principalement chez les adultes jeunes (137).

L'une de vos analyses de sang comporte peut-être le dosage du fer, ou plus précisément de la ferritine, forme de stockage dans l'organisme : on la préfère au fer lui-même, dont le taux est trop variable. On recherche habituellement un manque, surtout dans un contexte de fatigue, mais on découvre aussi parfois une surcharge en fer, qui, selon de nombreuses études, augmente le risque cardiaque. Notez qu'il n'est pas question ici de l'hémochromatose héréditaire, maladie génétique pour laquelle votre médecin aura besoin du coefficient de saturation de la transferrine pour en faire le diagnostic.

Si la question du rôle de l'excès de fer dans les maladies cardiovasculaires n'est pas définitivement tranché, une étude récente menée par l'INSERM de Toulouse a en tout cas établi une relation entre le taux de ferritine et l'athérosclérose, même lorsqu'il n'y a pas de signes d'inflammation associés : à chaque augmentation de 10 µg/l de la ferritine, le risque de présenter des plaques d'athérome au niveau des artères du cou s'élève de 3% (2).

Recherchez aussi du côté du foie, c'est-à-dire des gamma-GT et des transaminases, mentionnées sous les sigles ASAT et ALAT. Le dosage de ces enzymes hépatiques est en effet de pratique courante. Si elles sont nettement au dessus de la normale, mais pas au point d'affirmer une maladie du foie proprement dite – dans ce cas, probablement, votre médecin n'y a porter aucune attention –, sachez qu'elles peuvent indiquer un excès de risque cardiovasculaire en rapport avec la présence d'un « foie gras ». Si c'est le cas, vous faites alors partie des 25% de personnes qui ont cette anomalie dans laquelle le foie accumule de la graisse sans provoquer habituellement de symptôme. Contrairement à l'hépatite, l'élévation des transaminases est ici en général modérée, inférieure à dix fois la normale, et concerne surtout l'ALAT (alanine-aminotransférase).

Les enzymes hépatiques en question étant aussi des marqueurs de la consommation d'alcool, cette relation entre le bilan hépatique et les maladies cardiovasculaires n'existe qu'à condition que vous n'en consommiez pas trop, c'est-à-dire moins de deux verres par jour si vous êtes une femme et moins de trois si vous êtes un homme (69, 105). Sinon, il s'agirait probablement d'un problème lié à l'alcool, dont les conséquences sont différentes.

Si vous avez subi un dosage d'acide urique et que celui-ci est au-dessus des normes, soit plus de 70 mg/l (ou 416 micromoles/l), cela n'implique pas forcément que vous ferez une crise de goutte. Qu'elle soit associée ou non à des problèmes articulaires, cette hyperuricémie peut en effet refléter votre risque cardiovasculaire, bien qu'on ne sache pas encore vraiment si elle représente en elle-même un véritable facteur de risque ou un simple marqueur.

Si l'acide urique est un composé utile à l'organisme, assurant une protection à court terme grâce à son activité antioxydante, son élévation chronique est en revanche nuisible. Dans ces conditions, l'acide urique en trop favorise la formation de l'athérosclérose, et peut constituer un signe précoce de syndrome métabolique. Les personnes qui font de l'hyperuricémie font en tout cas plus d'accidents cardiaques ou d'AVC que les autres (114, 115).

Comme on l'a vu précédemment, votre risque cardiovasculaire augmente aussi en cas de léger dérèglement de la thyroïde, qu'on ne détecte que sur une prise de sang et qu'on appelle hypothyroïdie infraclinique ou fruste. La prise de sang montre alors une augmentation isolée de la TSH, sans élévation des hormones thyroïdiennes (en pratique T4 libre). Sachez néanmoins qu'un résultat normal peut déjà être le signe d'une d'hypothyroïdie future : avoir une TSH normale haute, c'est-à-dire entre 4 et 4,5 mU/l, est en effet associé au risque de développer une hypothyroïdie dans les années à venir, et donc d'accentuer encore plus son risque cardiovasculaire.

Selon une revue de nombreux articles ayant suivi des individus sains, une thyroïde paresseuse va jusqu'à doubler le risque coronaire lorsque la TSH atteint ou dépasse la valeur de 10 mU/l (197).

Enfin, on connaît le lien étroit entre la fonction rénale et le système cardiovasculaire. La découverte d'une détérioration de la fonction rénale sur votre analyse de sang, même si elle reste modérée, constitue un facteur de risque aussi important qu'un diabète ou que des antécédents cardiaques. De fait, les paramètres biologiques qui évaluent le fonctionnement des reins (créatinine dans le sang mais aussi albumine dans les urines), régulièrement prescrits en routine, sont riches d'enseignement.

Une élévation de la créatinine au dessus de 120 micromoles par litre (µmol/l) ou la présence d'une albuminurie augmente la probabilité d'avoir un accident cardiovasculaire, quels que soient les facteurs de risque par ailleurs. Mais le marqueur le plus fiable de la fonction rénale, et donc du risque de complication vasculaire, est le débit de filtration glomérulaire (ou clearance), dont la valeur est considérée comme anormale si elle est inférieure à 60 ml/min – ce qui est le cas de 7% des sexagénaires et de 25% des plus de 70 ans. Après avoir remarqué que les séniors dont la clearance est la plus basse ont trois fois plus de risque d'avoir un infarctus du myocarde que ceux qui ont les valeurs les plus élevées (étude Rotterdam), une autre étude dans laquelle des personnes ont été suivies pendant 24 ans confirme que le risque cardiaque augmente d'au moins 55% et jusqu'à quatre fois plus selon la sévérité de l'atteinte rénale (32, 56). Une méta-analyse souligne aussi un excès de risque d'AVC, de l'ordre de 43% (134).

Quant au fait d'avoir des protéines dans les urines, ce qu'on appelle une protéinurie, il augmente de 50% le risque d'avoir un problème cardiaque (184). C'est le cas à partir d'une microalbuminurie, où les taux d'albumine se situent entre 30 et 300 mg/jour.

Enfin, de multiples marqueurs biologiques potentiels sont à l'étude, mais ne font pas partie d'une analyse de sang courante. Il en est ainsi de l'homocystéine, de la CRP ultra-sensible, du fibrinogène et de la diméthylarginine asymétrique. Leur intérêt est encore discuté.

Vos imageries médicales sont-elles anormales ?

Vous avez passé ou passerez peut-être une radio ou un examen apparenté ? Compte tenu de l'utilisation massive de l'imagerie médicale, il arrive fréquemment que l'on découvre fortuitement des anomalies sur ces examens complémentaires faits pour une toute autre raison qu'un problème cardiovasculaire. Certaines de ces anomalies peuvent pourtant présager une complication à venir.

Une simple radiographie demandée par votre médecin montre parfois des calcifications au niveau des vaisseaux, reflétant l'importance de l'athérosclérose.

Ce peut être par exemple un cliché de la colonne vertébrale prescrit lors d'un problème de dos. À l'instar des calcifications des artères coronaires, d'éventuelles calcifications de l'aorte abdominale peuvent être visibles le long du rachis, et servir de baromètre cardiovasculaire : chez la femme surtout, la présence de ces calcifications prédit la probabilité de faire un infarctus du myocarde ou un AVC, indépendamment des principaux facteurs de risque (26).

Un panoramique dentaire peut aussi révéler la présence de calcifications des artères carotides, dont la signification est équivalente.

Étant donnée sa large utilisation dans le cadre du dépistage de l'ostéoporose, la densitométrie osseuse pourrait également pressentir un risque d'accident cardiovasculaire, d'autant qu'elle peut aussi révéler des calcifications de l'aorte abdominale (210). La décalcification des os est en effet proportionnelle au degré d'athérosclérose des artères.

Chez la femme, la mammographie de routine pourrait aussi servir à évaluer le risque cardiovasculaire en se basant là encore sur la présence de calcifications artérielles. Celles-ci sont en effet associées aux principaux facteurs de risque (hypertension, cholestérol, diabète) et multiplie par deux le risque d'accident cardiovasculaire (202). Chez des américaines en bonne santé ayant subi une mammographie, on a constaté que 6,3% de celles qui possèdent de telles calcifications au niveau des seins deviennent cardiaques – contre seulement 2,3% des autres femmes –, et surtout que 58,3% d'entre elles développent un AVC contre seulement 13,3% des autres femmes (209).

Une IRM du cerveau, désormais de pratique courante, peut apporter des informations cardiovasculaires. En effet, la plupart des AVC sont silencieux, n'occasionnant donc aucun symptôme : ils peuvent survenir dès l'âge de 30 ans et touchent une personne sur trois après 70 ans.

Or, nombreux sont les comptes-rendus qui signalent la présence de zones hyperdenses au niveau de la substance blanche, l'une des deux catégories de tissu cérébral. C'est le cas dans près de 20% des IRM pratiquées à la soixantaine. Ces anomalies cérébrales, correspondant à une perte neuronale, n'ont *a priori* rien à voir avec le système cardiovasculaire. On les considère pourtant de plus en plus comme un signe d'infarctus cérébral silencieux, annonciateur d'un futur « vrai » AVC : pas moins de 46 études prospectives indiquent globalement que ces hyperdensités multiplient par trois le risque d'AVC – soit bien plus que celui de maladie d'Alzheimer –, et cela même en tenant compte des principaux facteurs de risque cardiovasculaire (50).

Avez-vous des kystes aux ovaires ?

Vous faites peut-être partie des 10% de femmes en âge de procréer qui présentent un risque cardiovasculaire élevé en raison de multiples kystes dans leurs ovaires. Cette situation, qu'on qualifie de syndrome des ovaires polykystiques (SOPK), constitue le plus fréquent problème hormonal dont les femmes jeunes peuvent souffrir. Le danger semble surtout lié à l'hypertension artérielle et aux anomalies métaboliques associées, dominées par une tendance au diabète.

Même lorsque leurs symptômes sont discrets, les femmes ayant des ovaires polykystiques bouchent plus vite que les autres leurs artères, souvent dès la trentaine. En particulier, parmi les femmes obèses, on détecte cinq fois plus souvent de l'athérosclérose silencieuse chez celles qui présentent ce syndrome : à corpulences égales, 33% des femmes avec kystes ont des artères coronaires calcifiées, contre seulement 8% du groupe témoin sans kyste (218). En revanche, après la ménopause, le surrisque cardiovasculaire lié à ce trouble hormonal semble disparaître.

Mais comment savoir si vous souffrez d'ovaires polykystiques ? Si c'est le cas, vos règles sont irrégulières. Vous pouvez aussi avoir des signes d'hyperandrogénie, comme la présence de poils dans des « zones masculines » telles que le menton et la lèvre supérieure (on parle d'hirsutisme), une acné ou un excès de production de sébum.

Il est également fort probable que vous soyez en surpoids voire obèse, ou du moins que vous ayez un gros ventre, autrement dit un tour de taille mesurant au-delà de 80 cm. L'excès de graisses n'est pourtant pas la seule explication du risque cardiovasculaire imputable à ce syndrome, car ce dernier touche aussi de nombreuses femmes minces (51). D'ailleurs, qu'elles soient minces ou en surpoids, les femmes atteintes de SOPK ont très tôt des signes d'altération cardiaque : un cœur hypertrophié à l'échographie cardiaque a été détecté chez des femmes âgées de seulement d'une vingtaine d'années (176).

Comment se sont déroulées vos grossesses ?

Vos maternités ont influencé et influenceront sur le long terme votre risque cardiovasculaire. Chez des Suédoises nées entre 1932 et 1955, on a montré que celui-ci était proportionnel au nombre d'enfants : à partir de cinq, il augmente de 47% le risque de maladie cardiovasculaire, comparé à deux – nombre qui correspond au risque le plus bas, y compris par rapport à un seul enfant (179).

D'ailleurs, le fait d'être enceinte est en soi un facteur de risque. Pendant la grossesse elle-même ou dans les mois qui suivent, la possibilité de faire une crise cardiaque ou une attaque cérébrale augmente indépendamment des facteurs de risque habituels. Bien qu'il s'agisse d'une éventualité rare, le nombre croissant de grossesses tardives ou débutées avec un surpoids, un diabète, une hypertension… la rend de plus en plus familière. Une étude menée aux États-Unis sur une douzaine de millions d'accouchements révèle que l'infarctus est trois à quatre fois plus fréquent en cas de grossesse qu'en dehors de celle-ci : ce risque augmente bien sûr avec l'âge, à tel point qu'à 40 ans, une femme enceinte a trente fois plus de risque de faire une telle complication qu'une femme enceinte de moins de 20 ans (108).

À plus long terme, le déroulement de la grossesse (accouchement compris), reflet de l'état de santé de la femme, conditionne l'avenir cardiovasculaire. Des études montrent en effet que celle qui a eu des complications obstétricales a plus de chance de souffrir ultérieurement d'un problème cardiovasculaire.

Même si elle disparaît habituellement après l'accouchement, l'hypertension survenant pendant la grossesse est un important facteur de risque cardiovasculaire, bien supérieur au diabète gestationnel, diabète qui survient pendant la grossesse et qui disparaît avec elle. Dix pour cent des femmes enceintes font de l'hypertension, certaines présentant même une prééclampsie, dans laquelle l'excès de tension est associé à la présence de protéines dans les urines : cette forme particulièrement sévère touche environ 16.000 femmes chaque année en France. L'étude ALSPAC (*Avon Longitudinal Study of Parents and Children*), ayant pour vocation de suivre des parents et leurs enfants depuis les années 1990, montre que les femmes victimes de prééclampsie pendant leur grossesse ont davantage de facteurs de risque (surpoids, troubles métaboliques,...) dix-huit ans plus tard (70). Et selon d'autres travaux, ce cas de figure implique un doublement du risque d'infarctus et d'AVC dans les décennies qui suivent (16, 152).

Si vous avez accouché prématurément pour raison médicale ou d'un bébé à terme de moins de 2,5 kg, vous avez deux fois plus de risque de développer une maladie cardiovasculaire. Même en l'absence de prématurité, le fait d'avoir mis au monde un bébé chétif est équivalent aux risques engendrés par un diabète ou une hypertension artérielle (33).

En cas d'échec de la grossesse, suite à une fausse-couche ou un enfant mort-né, le risque de faire un infarctus du myocarde plus tard dans sa vie est également plus important, comme le montre l'étude EPIC (*European Prospective Investigation into Cancer and nutrition*) dans laquelle des milliers de femmes ont été suivies pendant dix ans : un enfant mort-né multiplie le risque par 2,65 et la survenue de plus de trois fausses-couches par neuf (113).

Ne pas avoir fait le choix d'allaiter votre enfant semble également défavorable à votre santé cardiovasculaire. Dans le cadre de l'étude WHI (*Women's Health Initiative*), des femmes en bonne santé, âgées de 45 à 58 ans, ont été explorées par échographie et scanner : conclusion, celles qui n'ont pas allaité ont des artères plus calcifiées que celles qui ont donné le sein au moins trois mois durant, jusqu'à cinq fois plus pour ce qui concerne l'aorte : ces observations se maintiennent après avoir tenu compte des autre facteurs de risque, comme l'hérédité, le style de vie et le niveau social (212).

À quel âge avez-vous été ménopausée ?

Le manque d'œstrogènes qu'implique votre ménopause a sans conteste des répercussions vasculaires. Mais à cette période de votre vie, où les facteurs de risque s'aggravent souvent, il ne semble pas qu'une menace supplémentaire pèse sur votre santé cardiovasculaire, en tout cas à partir du moment où la disparition des règles s'effectue à l'âge normal, c'est à dire autour de 51 ans. En effet, dans un article paru en 2011 dans le *British medical journal*, on a analysé la mortalité de trois cohortes de femmes nées en Angleterre, au Pays de Galles et aux États-Unis entre 1916 et 1945, et aucune augmentation brutale de la mortalité n'a été enregistrée au moment de la ménopause, autre que celle liée au vieillissement (248).

En revanche, les choses sont différentes si vous avez franchi ce cap de la vie génitale avant l'âge de 46 ans ou *a fortiori* avant 40 ans. Les médecins parlent alors respectivement de ménopause « prématurée » et de ménopause « précoce ». Lors de la conférence 2010 de *l'Endocrine Society*, il a été précisé que les femmes chez qui les règles ont ainsi disparues avant l'âge normal – que ce soit de façon naturelle ou après ablation chirurgicale des ovaires –, ont deux fois plus de risque de faire un infarctus ou un AVC, qu'elles aient reçu ou non un traitement hormonal substitutif (THS).

Comme environ trois quart des femmes ménopausées, vous endurez probablement des bouffées de chaleur. S'il est généralement admis qu'elles constituent un facteur de risque cardiovasculaire, des données récentes prouvent le contraire : le nombre d'évènements cliniques n'est en fait pas plus important chez les femmes qui en souffrent, sauf lorsque cette gêne est apparue longtemps après le début de la ménopause (238).

Êtes-vous constipée ?

Vous êtes nombreuses à être constipées de façon chronique. Or, derrière ce symptôme plutôt banal se cache l'athérosclérose, car beaucoup de facteurs favorisant la constipation sont aussi des facteurs de risque cardiovasculaire. Des chercheurs ont tenté d'en évaluer les conséquences sur le plan cardiovasculaire, au cours de la fameuse étude WHI (*Women's Health Initiative*) : résultat, en cas de constipation sévère, ils sont arrivé au chiffre de 23% de risque en plus d'avoir une complication cardiaque ou cérébrovasculaire sur une période de sept ans (204).

8. QUESTION SPÉCIFIQUE AUX HOMMES

Avez-vous des problèmes sexuels ?

Selon les estimations, un homme sur trois souffrira de dysfonction érectile au cours de sa vie, et même un sur deux après 50 ans. Soumises comme toutes les autres au phénomène d'athérosclérose, les artères péniennes qui irriguent la verge y sont encore plus sensibles que les autres, étant donné leur très petit calibre.

Contrairement aux idées reçues, l'impuissance n'est pas toujours psychosomatique, loin s'en faut. Elle est même dans 80% des cas « organique », et une origine vasculaire est décelée dans au moins de 40% des cas. D'ailleurs, c'est un symptôme souvent noté chez les hommes hospitalisés pour un problème cardiaque.

Mais sur quels critères se base-t-on pour parler de dysfonction érectile, terme que les médecins utilisent pour qualifier l'impuissance ? *Dixit* l'OMS, c'est l'incapacité à obtenir ou à maintenir une érection suffisante pour permettre une vie sexuelle satisfaisante, en sachant que les troubles doivent survenir lors d'un rapport sur deux et durer depuis au moins trois mois.

Avoir des pannes sexuelles est souvent synonyme de la présence de facteurs de risque cardiovasculaire, comme un tabagisme, un excès d'alcool, un manque d'activité physique, un gros ventre, un diabète ou une hypertension artérielle. Il y a en tout cas une forte corrélation avec la survenue d'un accident cardiovasculaire au cours des années qui suivent son apparition : comparé à un homme indemne, un homme souffrant d'impuissance voit son risque d'accident cardiaque augmenter de 46%, et celui d'AVC de 35%, indépendamment de ses autres facteurs de risque (58). La valeur prédictive de l'impuissance est d'autant plus forte qu'on est jeune (40).

Quant à la vie sexuelle en elle-même, elle n'est peut-être qu'un reflet de la santé en général. Toujours est-il que chez l'homme, indépendamment de tout problème d'érection, le fait d'avoir des rapports sexuels peu fréquents, ne dépassant pas une fois par mois, a été associé à une augmentation du risque de maladie cardiovasculaire (de l'ordre de 45%), comparé à une fréquence d'au moins deux fois par semaine (90). Ce qui concorde avec des études antérieures évoquant l'effet cardioprotecteur des relations sexuelles régulières.

GLOSSAIRE

Athérosclérose : selon la définition classique, c'est l'accumulation de lipides à la surface des artères, suivie de l'altération de leur paroi.

Artériosclérose : c'est une atteinte de la tunique médiane (dite média) des grosses et petites artères, lesquelles deviennent ainsi rigides. Elle résulte du vieillissement ou de l'hypertension artérielle.

Aura : signes précédant la céphalée et présents chez 20% des migraineux. Il peut s'agir de symptômes ophtalmologiques (points lumineux, vision floue, rétrécissement du champ visuel, cécité transitoire d'un œil), sensoriels (fourmillement d'un bras ou d'une main) ou neurologiques (paralysie transitoire, vision dédoublée, troubles du langage ou psychiques).

Bisphénol A : produit chimique de synthèse présent dans les plastiques (emballages alimentaires) et les résines époxydes (prothèses dentaires). Son activité œstrogénique le classe dans les perturbateurs endocriniens.

Cohorte de Framingham : concerne 14.000 personnes sur trois générations. Initiée en 1948, puis complétée en 1971 et 2002 par les enfants et les petits-enfants de la première génération, elle a permis d'établir les principaux facteurs de risque cardiovasculaire, comme le tabac, le surpoids,….

Endothélium vasculaire : c'est la couche la plus interne (intima) des vaisseaux, en contact direct avec le sang. Elle se comporte comme une véritable glande endocrine, produisant notamment l’oxyde nitrique (NO), agissant sur la motricité des artères et la coagulation.

Facteurs psychosociaux : ils comprennent le stress au travail ou à la maison (conflits familiaux), l’anxiété et la dépression, les évènements tragiques de la vie (divorce, deuil, chômage, maladie grave, …), ainsi que l’isolement social.

Homocystéine : composé intermédiaire dans le métabolisme de la méthionine. Son accumulation dans l’organisme, liée à la diminution de sa transformation en cystéine, favorise l'athérosclérose. Le taux d’homocystéine reflète en partie la consommation de protéines animales.

INCA : étude individuelle nationale sur les consommations alimentaires, réalisée en 2006-2007 (INCA 2), et étudiant les apports alimentaires de 4000 adultes et enfants, habitant en France métropolitaine.

MONA LISA : étude française (Monitoring national du risque artériel) ayant suivi 4800 personnes de 35-74 ans entre 2005 et 2007 dans trois régions différentes (Bas-Rhin, Haute-Garonne et Lille). Elle a permis d'analyser l'évolution des facteurs de risque cardiovasculaire.

Parodonte : c'est l'ensemble des tissus qui soutiennent les dents, à savoir la gencive, le cément, le ligament parodontal et l'os alvéolaire. La parodontite est l'inflammation et l'infection de ces tissus.

Particules : ou PM (*particulate matter*) pour les anglo-saxons, ce sont des particules en suspension dans l'air, issues notamment du trafic automobile (diesel surtout), du chauffage domestique et de l’industrie. Selon la taille, on distingue les PM10, inférieures à 10 micromètres, les PM2,5 et les PM 0,1. Seules les plus petites passent dans la circulation sanguine.

Plaque dentaire : c'est un dépôt blanchâtre qui s'accumule au niveau des dents. Il est constitué de bactéries. Il se reforme constamment, même après brossage, et réapparait au bout de 12 heures.

Prééclampsie : pathologie de la grossesse survenant après la 20ème semaine de gestation et associant une hypertension artérielle et une protéinurie (0,3 g/24 heures). Elle compromet la santé future de l'enfant et celle de la mère.

Psoriasis : maladie chronique inflammatoire de la peau, comportant des squames, qui touche 1 à 3% de la population. Jusqu'à 20% des psoriasis se compliquent d'un rhumatisme inflammatoire.

Sept pays : étude datant de 1952, qui a établie la relation entre l'alimentation et les maladies cardiovasculaires en suivant 13.000 hommes pendant 20 ans. Ont figuré les pays suivants : États-Unis, Finlande, Hollande, Japon, Italie, Yougoslavie et Grèce.

Syndrome métabolique : selon la nouvelle définition (2009), les critères sont un tour de taille supérieur ou égal à 80 cm chez la femme et 94 cm chez l'homme, des triglycérides sup ou égal à 1,5 g/l, un HDL inférieur à 0,5 g/l chez la femme et à 0,4 g/l chez l'homme, une pression artérielle supérieure ou égale à 13/8,5, et une glycémie supérieure à 1 g/l.

Trois Cités : étude ayant suivi une cohorte de personnes de plus de 65 ans, habitant Bordeaux, Dijon ou Montpellier. Initialement axée sur la maladie d'Alzheimer, elle s'est ensuite intéressée aux facteurs d'influence des maladies cardiovasculaires.

BIBLIOGRAPHIE

Ouvrages de référence

ARTIGOU J. Y. & MONSUEZ J. J., *Cardiologie et maladies cardiovasculaires,* éditions Masson, 2006.

GILBERT J. P., *Risque vasculaire, cardiaque et cérébral*, éditions Masson, 2009.

Études internationales

1. ABDULLAH A. & coll, « Nombre d'années passées en étant obèse et risque de décès global et de causes spécifiques », *International journal of epidemiology*, 2011. 40(4) : 985-96.
2. AHLUWALIA N. & coll, « Le statut en fer est associé à l'athérosclérose carotidienne chez les adultes d'âge moyen », *Journal of nutrition*, 2010. 140(4) : 812-6.
3. ALASTALO H. & coll, « Santé cardiovasculaire 60 ans plus tard chez les finlandais évacuées de guerre durant l'enfance », *Annals of medicine*, 2009. 41(1) : 66-72.
4. ANDERSON J. L. & coll, « Relation entre le déficit en vitamine D et les facteurs de risque cardiovasculaire et le risque de maladie dans la population », *American journal of cardiology*, 2010. 106(7) : 963-8.
5. ARIAS-SANTIAGO S. & coll, « Alopécie androgénétique et facteurs de risque cardiovasculaire chez les hommes et les femmes :

une étude comparative », *Journal of the american academy of dermatology*, 2010. 162 : 786-9.

6. ASHWELL M. & coll, « Le ration taille-hauteur est un meilleur paramètre prédictif que le tour de taille et l'IMC pour les anomalies cardiométaboliques à l'âge adulte », *Obesity reviews* ; 2011.
7. AYDIN H. & coll, « Augmentation à 10 ans des scores de risque et de mortalité cardiovasculaires chez des patients asymptomatiques avec lithiase urinaire à oxalate de calcium », *Urological research*, 2011.
8. BABISCH W., « Bruit du trafic routier et risque cardiovasculaire », *Noise health*, 2008. 10(38) : 27-33.
9. BAILLARGEON J. P. & coll, « Relation entre l'utilisation de la pilule et les maladies cardiovasculaires », *Journal of clinical endocrinology and metabolism*, 2005. 90(7) : 3863-70.
10. BAKER J. L. & coll, « Corpulence dans l'enfance et risque de maladie coronaire à l'âge adulte », *New england journal of medicine*, 2007. 357(23) : 2329-37.
11. BALKAU B ; & coll, « Étude IDEA : tour de taille, maladies cardiovasculaires et diabète de type 2 dans 63 pays », *Circulation*, 2007. 11-(17) : 1942-51.
12. BANERJEE C. & coll, « Durée du diabète et risque d'AVC ischémique : *The Northen Manhattan Study* », *Stroke*, 2012.
13. BARKER D. J. & coll, « Courbes de croissance chez les enfants atteints de maladie coronaire à l'âge adulte », *New england journal of medicine*, 2005. 353(17) : 1802-9.
14. BATTY G. D. & coll, « Le QI prédit-il la mortalité cardiovasculaire autant que les facteurs de risque

classiques ? *The West of Scotland twenty-07cohort Study* », *European journal of cardiovascular prevention and rehabilitation*, 2010. 17(1) : 24-7.

15. BAZZANO L. & coll, « Relation entre les supplémentations en vitamine B9 et le risque de maladie cardiovasculaire : méta-analyse », *Journal of the american medical association*, 2006. 296(22) : 2720-6.
16. BELLAMY L. & coll, « Prééclampsie et risque de maladie cardiovasculaire et de cancer plus tard dans la vie : revue systématique et méta-analyse », *British medical journal*, 335(7627) : 974.
17. BERNSTEIN A. M. & coll, « Principales sources de protéines alimentaires et risque de maladie coronaire chez la femme », *Circulation*, 2010. 122(9) : 876-83.
18. BERRY J. D. & coll, « Évaluation du risque de mortalité cardiovasculaire par le niveau de forme physique chez des hommes âgés de 45, 55 et 65 ans. *The Cooper Center Longitudinal Study* », *Journal of the american college of cardiology*, 2011. 57(15) : 1604-10.
19. BERRY J. D. & coll, « Risque de maladie cardiovasculaire au cours de la vie », *New england journal of medicine*, 2012. 366(4): 321-9.
20. BHASKARAN K. & coll, « Effets à court terme de la température sur le risque d'infarctus en Angleterre et en Écosse : analyse de la *Myocardial Ischemia National Audit Project (MINAP) Registry* », *British medical journal*, 2010. 341 : c3823.
21. BIGAL M. E. & coll, « Migraines et maladies cardiovasculaires : une étude de population », *Neurology*, 2010. 74(8) : 628-35.
22. BINICI Z. & coll, « Activité ectopique supraventriculaire excessive et augmentation du

risque de FA et d'AVC », *Circulation*, 2010. 121(17) : 1904-11.
23. BJELAKOVIC G. & coll, « Suppléments antioxydants pour la prévention de la mortalité chez des participants en bonne santé et des patients atteints de différentes maladies », *Cochrane database of systematic reviews*, 2012.
24. BLACHIER M. & coll, « Somnolence diurne excessive et évènements cardiovasculaires : l'étude des trois cités », *Annals of neurology*, 2011.
25. BLEYS J. & coll, « Relation entre les suppléments en vitamines et minéraux et la progression de l'athérosclérose : méta-analyse », *American journal of clinical nutrition*, 2006. 84(4) : 880-7.
26. BOLLAND M. J. & coll, « Les calcifications de l'aorte abdominale sur la radio vertébrale prédisent le risque d'infarctus du myocarde », *Journal of bone and mineral research*, 2010. 25(3) : 505-512.
27. BOLLAND M. J. & coll, « Supplémentations en calcium avec ou sans vitamine D et risque d'évènement cardiovasculaire : relecture de l'étude WHI et méta-analyse », *British medical journal*, 2011. 342 : d2040.
28. BONAMY A. K. & coll, « Caractéristiques de naissance et risques ultérieur de maladie cardiovasculaire chez la mère », *Circulation*, 2011. 124(25) : 2839-46.
29. BOUILLON K. & coll, « Mortalité cardiovasculaire à long terme après radiothérapie pour cancer du sein », *Journal of the american college of cardiology*, 2011. 57(4) : 445-52.
30. BRAIG S. & coll, « Impact du décalage du statut social sur les facteurs de risque cardiovasculaire, l'infarctus et l'AVC dans la cohorte EPIC-Heidelberg », *BMC public health*, 2011. 11 : 104.

31. BRIET M. & coll, « Fonction endothéliale et exposition chronique à la pollution de l'air chez des hommes en bonne santé », *Hypertension*, 2007.
32. BRUGTS J. J. & coll, « Altération de la fonction rénale et risque d'infarctus du myocarde dans une population âgée : *the Rotterdam Study* », *Archives of internal medicine*, 2005. 165(22) : 2659-65.
33. BUKOWSKI R. & coll, « Accouchement d'un petit bébé à terme et risque maternel de maladie coronaire », *PLoS one*, 2012. 7(3) : e33047.
34. BURGER K. N. & coll, « Charge glycémique, index glycémique et risque de maladie coronaire et d'AVC chez des hommes et des femmes hollandais : *the EPIC-MORGEN study* », *PLoS one*, 2011. 6(10) : e25955.
35. BURKE V. & coll, « Obésité dans l'enfance et santé à l'âge adulte », *Clinical and experimental pharmacology and physiology*, 2006.
36. CAPPUCCIO F. P. & coll, « La durée de sommeil prédit la santé cardiovasculaire : revue systématique et méta-analyse des études prospectives », *European heart journal*, 2011.
37. CARILLO X. coll, « Syndrome coronaire aigu et consommation de cocaïne : prévalence sur 8 ans et données hospitalières », *European heart journal*, 2011. 32(10) : 1244-50.
38. CHAN A. T. & coll, « AINS, paracétamol et risque d'évènement cardiovasculaire », *Circulation*, 2006. 113(12) : 1578-87.
39. CHANDOLA T. & coll, « Relation entre le stress chronique et la maladie coronaire », *European heart journal*, 2008. 29(5) : 640-8.
40. CHEW K. K. & coll, « La dysfonction érectile prédictive des évènements cardiovasculaires athérosclérotiques ultérieurs », *Journal of sexual medicine*, 2010. 7(1Pt1) : 192-202.

41. CHIN U. J. & coll, « Relation entre la perte de dents et l'épaisseur intima-média carotidienne chez des adultes coréens », *Journal of advanced prosthodontics*, 2010. 2(4) : 122-7.
42. CHRISTOFFERSEN M. & coll, « Xanthélasma, arc cornéen, et maladie vasculaire ischémique et décès dans la population générale : étude de cohorte prospective », *British medical journal*, 2011. 343 : d5497.
43. CHUNG S. D. & coll, « Calcul urinaire et augmentation du risque d'AVC : une étude de population », *BJU international*, 2012.
44. CLARK C. E. & coll, « Relation entre une différence de pression artérielle systolique entre les deux bras et les maladies vasculaires et la mortalité », *Lancet*. 2012. 379(9819) : 905-14.
45. COONEY M. T. & coll, « Une fréquence cardiaque élevé au repos est un facteur de risque de décès par maladie cardiovasculaire », *American heart journal*, 2010. 159(4) : 612-19. e3.
46. CRUMP C. & coll, « Âge gestationnel à la naissance et mortalité à l'âge adulte jeune », *Journal of the american medical association*, 2011. 306(11) : 1233-40.
47. DAHABREH I. J. & PAULUS J. K., « Relation entre l'activité physique ou sexuelle épisodique et le risque d'accident cardiaque : revue systématique et méta-analyse », *Journal of the american medical association*, 2011. 305(12) : 1225-33.
48. DAVID A. R. & coll, « Athérosclérose et alimentation dans l'Égypte ancienne », *Lancet*, 2010. 375(9716) : 1780-1.
49. DAYTON S. B. & coll, « Utilisation de pesticides et incidence des infarctus du myocarde chez des fermières dans *the agricultural health study* », *Journal of occupational and environmental medicine*, 2010. 52(7) : 693-7.

50. DEBETTE S. & MARKUS H. S., « Importance clinique des hyperdensités de la substance blanche sur l'IRM : revue systématique et méta-analyse », *British medical journal*, 2010. 341 : c3666.
51. DE GROOT P. C. & coll, « Syndrome des ovaires polykystiques, maladie coronaire, AVC et influence de l'obésité : revue systématique et méta-analyse », *Human reproduction update*, 2011.
52. DE KONING L. & coll, « Consommation de boissons sucrées, incidence de la maladie coronaire et biomarqueurs de risque chez les hommes », *Circulation*, 2012.
53. DE OLIVEIRA C. & coll, « Brossage des dents, inflammation et risque de maladie cardiovasculaire », *British medical journal*, 2010. 340 : c2451.
54. DESVARIEUX M. « Relation entre la maladie parodontale, la perte de dents, et les plaques d'athérome carotidiennes : *the Oral Infections and Vascular Disease Epidemiology Study (INVEST)* », *Stroke*, 2003. 34(9) : 2120-5.
55. DESVARIEUX M. & coll, « Microbes buccaux et épaisseur de la paroi artérielle des carotides : *the Oral Infections and Vascular Disease Epidemiology Study (INVEST)* », *Circulation*, 2005. 111(5) : 576-82.
56. DI ANGELANTONIO E. & coll, « Maladie chronique du rein et risque d'accident cardiovasculaire majeur et de mortalité non-vasculaire », *British medical journal*, 2010. 341 : c4986.
57. DO R. & coll, « L'impact des variants chromosomiques 9p21 peut être modifié par le régime alimentaire : preuve issue d'une étude cas-contrôle et prospective », *PLoS medicine*, 2011. 8(10) : e1001106.

58. DONG J. Y. & coll, « Dysfonction érectile et risque de maladie cardiovasculaire : méta-analyse d'études de cohortes prospectives », *Journal of the american college of cardiology*, 2011. 58(13) : 1378-85.
59. DUMURGIER J. & coll, « Vitesse de marche et décès cardiovasculaire chez des adultes âgés non institutionnalisés : une étude de cohorte prospective », *British medical journal*, 2009. 339 : b4460.
60. ELAMIN M. B. & coll, « Vitamine D et évènements cardiovasculaires : une revue systématique et méta-analyse », *Journal of the clinical endocrinology and metabolism*, 2011. 96(7) : 1931-42.
61. ELEID M. F. & coll, « L'échographie carotidienne identifie l'athérosclérose infraclinique à haut-risque chez des adultes ayant un faible score de Framingham », *Journal of the american society of echocardiography*, 2010. 23(8) : 802-8.
62. ELKIND M. S. & coll, « Infections sévères et risque d'AVC : *the northern Manhattan study* », *Archives of neurology*, 2010. 67(1) : 33-8.
63. EMPANA J. P. & coll, « La somnolence diurne excessive est un indicateur indépendant de la mortalité cardiovasculaire chez les personnes âgées : l'étude des trois cités », *Stroke*, 2009. 40(4) : 1219-24.
64. ETMINAN M. & coll, « Risque d'AVC chez les migraineux : revue systématique et méta-analyse d'études observationnelles », *British medical journal*, 2005. 330 (7482): 63.
65. FANG F. & coll, « Suicide et décès cardiovasculaire après un diagnostic de cancer », *New england journal of medicine*, 2012. 366 (14): 1310-8.

66. FEDOROWSKI A. & coll, « L'hypotension orthostatique prédit la mortalité toutes causes et les évènements coronaires à l'âge moyen : *Malmö Preventive Project* », *European heart journal*, 2010. 31(1) : 85-91.
67. FERRIE J. E. & coll, « Poids de naissance, composantes de la taille et maladie coronaire : données de l'étude *Whitehall II* », *International journal of epidemiology*, 2006. 35(6) : 1532-42.
68. FRANKLIN J. & coll, « Excès de risque d'hospitalisation pour maladie cardiovasculaire dans les 7 années suivant le diagnostic de polyarthrite rhumatoïde », *Annals of rheumatic diseases*, 2010.
69. FRASER A. & coll, « La gamma-GT est associée au risque vasculaire, indépendamment de la consommation d'alcool : analyse de la *British women's heart and health study and meta-analyse* », *Atherosclerosis,* thombosis *and vascular* biology, 2007. 27(12) : 2729-35.
70. FRASER A. & coll, « Relation entre les complications de la grossesse, le risque cardiovasculaire calculé et les facteurs de risque : *The Avon Longitudinal Study of Parents and Children* », *Circulation*, 2012.
71. FREEDMAN D. S. & coll, « Contribution de l'obésité infantile à l'athérosclérose carotidienne à l'âge adulte », *International journal of obesity*, 2008.
72. FRIEDLANDER A. H. & SCULLY C., « Pli oblique du lobe de l'oreille et athérosclérose : une revue de la littérature médicale », *Journal of oral and maxillofacial surgery*, 2010. 68(12) : 3043-50.
73. FROBERG K. & ANDERSEN L. B., « Influence de l'activité physique dans l'enfance sur le risque ultérieur de maladie cardiovasculaire », *International journal of obesity*, 2006.

74. FUNG T. T. & coll, « Consommation de boissons sucrées et risque de maladie coronaire chez les femmes », *American journal of clinical nutrition*, 2009.
75. GALE C. R. & coll, « Intelligence au début de l'âge adulte et athérosclérose infraclinique à l'âge moyen : étude basée sur l'expérience du Vietnam », *Journal of epidemiology and community health*, 2011.
76. GALLO V. & coll, « Tabagisme passif, taux de cotinine et risque de décès par maladie cardiovasculaire dans une vaste étude de cohorte de non-fumeurs », *Epidemiology*, 2010. 21(2) : 207-14.
77. GALLO W. T. & coll, « L'impact de la perte d'emploi en fin de carrière sur l'infarctus et l'AVC : un suivi de 10 ans utilisant le *health and retirement survey* », *Occupational and environmental medicine*, 2006. 63(10) : 683-7.
78. GALOBARDES B. & coll, « Contexte socioéconomique dans l'enfance et maladies cardiovasculaires à l'âge adulte », *Annals of epidemiology*, 2006. 16(2) : 91-104.
79. GAN W. Q. & coll, « Exposition au bruit pendant le travail et maladies cardiovasculaires : *The National Health and Nutrition Examination Survey 1999-2004* », 2011. 68(3) : 183-90.
80. GELFAND J. M. & coll, « Risque d'infarctus chez les patients atteints de psoriasis », *Journal of the american medical association*, 2006. 296(14) : 1735-41.
81. GOLDBOHM R. A. & coll, « Consommation de produits laitiers et mortalité globale et cardiovasculaire sur 10 ans : une étude de cohorte prospective aux Pays-Bas », *American journal of clinical nutrition*, 2011. 93(3) : 615-27.

82. GONZALEZ-ZOBL G. & coll, « Statut socioéconomique et risque d'infarctus du myocarde. Étude de population cas-témoins », *Revista espanola de cardiologia*, 2010. 63(9) : 1045-53.
83. GOPINATH B. & coll, « Exposition au bruit au travail et risque d'évènement cardiovasculaire et de mortalité chez des séniors », *Preventive medicine*, 2011.
84. GRAY L. & coll, « Poids au début de l'âge adulte et à l'âge moyen en relation avec la mortalité coronaire : 80 ans de suivi dans la *Harvard Alumni Study* », *Archives of internal medicine*, 2011.
85. GRIMAUD O. & coll, « Incidence des AVC et caractéristiques socioéconomiques du quartier d'habitation », *Stroke*, 2011. 42(5) : 1201-6.
86. GRONTVED A. & HU F. B., « Regarder la télévision et risque de diabète, de maladie cardiovasculaire et de décès toutes causes », *Journal of the american medical association*, 2011. 305(23) : 2448-55.
87. GUALLAR E. & coll, « Mercure, huile de poisson et risque d'infarctus du myocarde », *New england journal of medicine*, 2002. 347(22) : 1747-54.
88. GUDMUNDSSON L. S. & coll, « Migraine avec aura et risque de mortalité cardiovasculaire et toutes causes chez les hommes et les femmes : Étude de cohorte prospective », *British medical journal*, 2010. 341 : c3966.
89. HADDY N. & coll, « Relation entre les doses d'irradiation du cerveau pour traitement d'un cancer dans l'enfance et le risque à long terme de décès cérébrovasculaire », *Brain*, 2011. 134(Pt5) : 1362-72.
90. HALL S. A. & coll, « Activité sexuelle, dysfonction érectile et incidence des évènements

cardiovasculaires », *American journal of cardiology*, 2010. 105(2) : 192-7.
91. HAMER M. & coll, « Médicaments antidépresseurs et risque ultérieur de maladie cardiovasculaire », *European heart journal*, 2010. 32(4) : 437-42.
92. HAMER M. & coll, « Manque de sommeil par inquiétude et risque ultérieur de maladie cardiovasculaire et de mortalité toutes causes : *the Scottish Health Survey* », *European journal of cardiovascular prevention and rehabilitation*, 2011.
93. HANNAFORD P. C. & coll, « Pilule et mortalité », *British medical journal*, 2010. 340 : c927.
94. HAUKKALA A. & coll, « Hostilité, contrôle de la colère et expression de la colère comme facteurs prédictifs de maladie cardiovasculaire », *Psychosomatic medicine*, 2010. 72(6) : 556-62.
95. HEITMANN B. L. & FREDERIKSEN P., « Circonférence de cuisse et risque de maladie cardiaque et de mortalité prématurée : étude de cohorte prospective », *British medical journal*, 2009. 339 : b3292.
96. HELD C. & coll, « Niveaux d'activité physique, sédentarité et risque d'infarctus : résultats de l'étude INTERHEART », *European heart journal*, 2012.
97. HERCBERG S. & coll, « Perturbation du profil lipidique après supplémentation en antioxydants dans l'étude SUVIMAX », *Lipids*, 2005.
98. HOFFMANN B. & coll, « L'exposition résidentielle au trafic routier est associée à l'athérosclérose coronaire », *Circulation*, 2007. 116(5) : 489-96.
99. HOLMLUND A. & coll, « Le nombre de dents prédit le risque de décès d'origine cardiovasculaire

dans une cohorte de 7674 individus suivis pendant 12 ans », *Periodontology*, 2010. 81(6) : 870-6.

100. HOLTERMANN A. & coll, « Activité professionnelle et de loisirs : risque de mortalité toutes causes et d'infarctus du myocarde dans la *Copenhagen Heart Study* », *BMJ open*, 2012. 2(1) : e000556.

101. HOZAWA A. & coll, « Taille et mortalité par AVC », *Stroke*, 2007.

102. HUSS A. & coll, « Bruit des avions, pollution de l'air et mortalité par infarctus du myocarde », *Epidemiology*, 2010. 21(6) : 829-36.

103. HUXLEY R. R. & WOODWARD M., « Tabagisme comme facteur de risque de maladie coronaire chez la femme comparé à l'homme : une revue systématique et méta-analyse des études de cohortes prospectives », *Lancet*, 2011.

104. HUXLEY R. & JACOBS DR Jr, « La corpulence reste toujours un élément important…mais pas de la façon dont nous l'avons envisagé », *Lancet*, 2011.

105. IOANNOU G. N. & coll, « Élévation de l'activité alanine aminotransférase et risque de maladie coronaire », *Hepatology*, 2006.

106. JACOBSEN B. K. & coll, « Âge de la ménarche, mortalité totale et mortalité par maladie coronaire et AVC : *the Adventist Health Study*, 1976-88 », *International journal of epidemiology*, 2009. 38(1) : 245-52.

107. JAKOBSEN M. U. & coll, « Consommation en glucides comparée à celle de graisses saturées et risque d'infarctus du myocarde : importance de l'index glycémique », *American journal of clinical nutrition*, 2010. 91(6) : 1764-8.

108. JAMES A. H. & coll, « Infarctus du myocarde pendant la grossesse : une étude sur la population

américaine », *Circulation*, 2006. 113(12) : 1564-71.
109. JOHNSON J. Y. & coll, « Analyse écologique de l'exposition à long terme à la pollution et incidence des AVC à Edmonton, Alberta, Canada », *Stroke*, 2010. 41(7) : 1319-25.
110. JONSSON H. & coll, « L'arthrose des mains chez les femmes âgées est associée à l'athérosclérose carotidienne et coronaire : *the AGES Reykjavik study* », *Annals of rheumatic diseases*, 2009. 68(11) : 1696-700.
111. JUONALA M. & coll, « Adiposité infantile, adiposité adulte et facteurs de risque cardiovasculaire », *New england journal of medicine*, 2011. 40(11) : 3443-8.
112. KANG J. H. & coll, « Augmentation du risque d'AVC après un zona : étude prospective », *Stroke*, 2009. 365(20) : 1876-85.
113. KHARAZMI E. & coll, « Échec de grossesse et risque de maladie cardiovasculaire : une étude de cohorte prospective EPIC », *Heart*, 2011. 97(1) : 49-54.
114. KIM S. Y. & coll, « Hyperuricémie et risque de maladie coronaire : revue systématique et méta-analyse », *Arthrisis care & research*, 2010.
115. KIM S. Y. & coll, « Hyperuricémie et risque d'AVC : revue systématique et méta-analyse », *Arthrisis and rheumatism*, 2009. 61(7) : 885-92.
116. KING C R. & coll, « Sommeil de courte durée et fréquence des calcifications coronaires », *Journal of the american medical association*, 2008. 300(24) : 2859-66.
117. KITTLESON M. M. & coll, « Association entre le statut socioéconomique dans l'enfance et le risque de maladie coronaire à l'âge adulte », *Archives of internal medicine*, 2006. 166(21) : 2356-61.

118. KIVIMAKI M. & coll, « Statut socioéconomique dans l'enfance et risque cardiovasculaire à l'âge adulte », *Heart*, 2006.
119. KIVIMAKI M. & coll, « Utilisation d'informations supplémentaires sur les heures de travail pour prédire le risque de maladie coronaire : une étude de cohorte », *Annals of internal medicine*, 2011. 154(7) : 457-63.
120. KLOOG I. & coll, « Effets aigus et chroniques des particules sur les hospitalisations en Nouvelle-Angleterre », *PLoS one*, 2012. 7(4) : e34664.
121. KNOFLACH M. & coll, « Rhinite allergique, asthme et athérosclérose dans les études Bruneck et ARMY », *Archives of internal medicine*, 2005. 165(21) : 2521-6.
122. KNUTSSON A. & coll, « Travail posté et maladies cardiovasculaires : revue des mécanismes pathologiques », *Reviews on environmental health*, 2000. 15(4) : 359-72.
123. KORKELLA J. & coll, « L'adversité dans l'enfance prédit le risque de maladie coronaire ou d'AVC », *Heart*, 2010. 96(4) : 298-303.
124. KÜNZLI N. & coll, « Pollution de l'air et athérosclérose à Los Angeles », *Environmental health perspectives*, 2005. 113(2) : 201-6.
125. KUO C. F. & coll, « Risque élevé de mortalité chez les patients goutteux : une comparaison avec la population taïwanaise », *Joint Bone Spine*, 2011.
126. KYRIAKIDIS I. & coll, « Ratios digitaux et relation avec l'infarctus chez des hommes et des femmes grecs », *Gender medicine*, 2010. 7(6) : 628-36.
127. LAAIDI K. & coll, « Variations saisonnières de l'incidence des AVC et influence des conditions météorologiques », *Revue neurologique (Paris)*, 2004. 160(3) : 321-30.

128. LAKSHMAN R. & coll, « L'âge précoce de la ménarche est associé à la maladie cardiovasculaire et à la mortalité », *Journal of clinical endocrinology and metabolism*, 2009. 94(12) : 4953-60.

129. LAMBRECHTSEN J. & coll, « Relation entre d'une part les calcifications coronaires chez les sujets asymptomatiques et d'autre part les facteurs de risque traditionnels et le fait d'habiter au centre d'une ville », *Journal of internal medicine*, 2011.

130. LANG I. A. & coll, « Association entre la concentration urinaire de bisphénol A et les troubles médicaux et les anomalies biologiques chez les adultes », *Journal of the american medical association*, 2008. 300(11) : 1303-10.

131. LEE A. J. & coll, « Glaucome à angle ouvert et mortalité cardiovasculaire : *the Blue Mountains Eye Study* », *Ophtalmology*, 2006. 113(7) : 1069-76.

132. LEE C. C. & coll, « Risque d'AVC chez les patients hospitalisés pour vertiges isolés : une étude prospective sur 4 ans », *Stroke*, 2011. 42(1) : 48-52.

133. LEE M. & coll, « Impact de la microalbuminurie sur l'incidence des AVC : une méta-analyse », *Stroke*, 2010. 41(11) : 2625-31.

134. LEE M. & coll, « Faible taux de filtration glomérulaire et AVC : méta-analyse », *British medical journal*, 2010. 341 : 4249.

135. LEE S. A. & coll, « Le ronflement important est une cause d'athérosclérose carotidienne », *Sleep*, 2008. 31(9) : 1207-13.

136. LEWINGTON S. & coll, « Pertinence selon l'âge de la mesure de la pression artérielle pour prédire la mortalité vasculaire : une méta-analyse portant sur 1 million de personnes enrôlées dans 61 études », *Lancet*, 2002. 360(9349) : 1903-13.

137. LI C. & coll, « Le taux de leucocytes est associé à l'incidence des évènements coronaires, mais pas à celle des AVC : une étude de cohorte prospective », *Atherosclerosis*, 2010. 209(2) : 545-50.

138. LI C. Y. & coll, « Poids de naissance de la progéniture et mortalité cardiovasculaire des parents », *American journal of epidemiology*, 2010. 39(4) : 1082-90.

139. LI D., « Biochimie du végétarisme », *Journal of agricultural and food chemistry*, 2011. 59(3) : 777-84.

140. LI K. & coll, « Relation entre l'apport alimentaire en calcium ou la supplémentation et le risque d'infarctus du myocarde et d'AVC et de mortalité cardiovasculaire globale dans la cohorte EPIC-Heidelberg », *Heart*, 2012. 98(12) : 920-5.

141. LI T. Y. & coll, « Obésité comparée à l'activité physique pour prédire le risque de maladie coronaire chez la femme », *Circulation*, 2006. 113(4) : 499-506.

142. LI W. Q. & coll, « Psoriasis et risque de maladie cardiovasculaire non-fatale chez des femmes américaines : une étude de cohorte », *British journal of dermatology*, 2011.

143. LIND P. M. & coll, « Taux circulants de POP et athérosclérose carotidienne chez le sujet âgé », *Environmental health perspectives*, 2011. 120(1) : 38-43.

144. LOVE T. J. & coll, « Prévalence du syndrome métabolique dans le psoriasis : résultats issus de la *National Health and Nutrition Examination Survey* », *Archives of dermatology*, 2011. 147(4) : 419-24.

145. LUSTBERG M. & SILBERGELD E., « Taux de plomb dans le sang et mortalité », *Archives of internal medicine*, 2002. 162(21) : 2443-9.

146. MA W. & coll, « Fluctuations boursières en tant que facteur de risque de décès coronaire », *European heart journal*, 2011. 32(8) : 1006-11.
147. MALONE D. C. & coll, « Association entre les facteurs de risque cardiométaboliques et la prévalence des évènements cardiovasculaires », *Metabolic syndrome and related disorders*, 2009. 7(6) : 585-93.
148. MANSOURI P. & coll, « Alopécie et risque coronaire chez la femme », *Dermatology online journal*, 2005. 11(3) : 2.
149. MARGOLIS K. L. & coll, « Le taux de leucocytes prédit le risque d'évènement cardiovasculaire et de décès chez les femmes ménopausées : *the Women's Health Initiative Observational Study* », 2005. 165(5) : 500-8.
150. MASUNARI N. & coll, « Une perte de taille à l'âge moyen prédit l'augmentation de la mortalité plus tard dans la vie », *Journal of bone and mineral research*, 2011.
151. MATILAINEN V. A. & coll, « Alopécie et risque coronaire chez l'homme », *Journal of cardiology risk*, 2001. 8(3) : 147-51.
152. Mc DONALD S. D. & coll, « Séquelles cardiovasculaires de la prééclampsie/éclampsie : une revue systématique et méta-analyses », *American heart journal*, 2008. 156(5) : 918-30.
153. Mc GUIRE K. A. & coll, « Capacité de l'activité physique à prédire les maladies cardiovasculaires, au-delà des facteurs de risque habituellement évalués », *American journal of cardiology*, 2009. 104(11) : 1522-6.
154. MELZER D. & coll, « Association entre la concentration urinaire de bisphénol A et les maladies cardiaques : arguments issus de l'étude NAHNES 2003/06 », *PLoS one*, 2010. 5(1) : e8673.

155. MENTE A. & coll, « Syndrome métabolique et risque d'infarctus du myocarde : une étude cas-témoins de 26903 sujets dans 52 pays », *Journal of the american college of cardiology* », 2010. 55(21) : 2390-8.
156. MICHA R. & coll, « Consommation de viande rouge ou préparée et risque d'accident coronaire, d'AVC et de diabète : revue systématique et méta-analyse », *Circulation*, 2010. 121(21) : 2271-83.
157. MILEI J. & coll, « Lésions prénatales ou infantiles d'athérosclérose coronaire », *Canadian journal of cardiology*, 2008.
158. MILLER E. R. 3rd & coll, « Méta-analyse des essais de supplémentation en acide folique sur le risque de maladie cardiovasculaire et interaction avec le taux d'homocystéine », *American journal of cardiology*, 2010. 106(4) : 517-27.
159. MILLER K. A. & coll, « Exposition à long terme à la pollution et incidence des évènements cardiovasculaires chez les femmes », *New england journal of medicine*, 2007. 356(5): 447-58.
160. MOSTOFSKY E. & coll, « Alcool et déclenchement d'AVC ischémiques : *the stoke onset study* », *Stroke*, 2010. 41(9): 1845-9.
161. MOSTOFSKY E. & coll, « Activité physique et déclenchement d'AVC. *The stoke onset study* », *American journal of epidemiology*, 2011.
162. MOSTOFSKY E. & coll, « Risque d'infarctus du myocarde après le décès d'un proche : *The Determinants of MI Onset Study* », *Circulation*, 2012.
163. MOZAFFARIAN D. & coll, « Exposition au mercure et risque de maladie cardiovasculaire dans deux cohortes américaines », *New england journal of medicine*, 2011. 364(12) : 1116-25.

164. MULDERS T. A. & coll, « La rigidité artérielle est augmentée chez les familles ayant des antécédents de maladie coronaire », *Heart*, 2011.
165. MURSU J. & coll, « Index glycémique, charge glycémique et risque d'infarctus du myocarde chez des hommes finlandais : *the Kuopio Ischaemic Heart Disease Risk Factor Study* », *Nutrition, metabolism and cardiovascular disease*, 2011. 21(2) : 144-9.
166. MUSTAFIC H. & coll, « Principaux polluants de l'air et infarctus du myocarde. Une revue systématique et méta-analyse », *Journal of the american medical association*, 2012. 307(7) : 713-21.
167. NAIR D. & coll, « Association entre athérosclérose et facteurs de risque traditionnels », *American journal of cardiology*, 2008. 102(3) : 316-20.
168. NASIR K. & coll, « Antécédents familiaux de maladie coronaire prématurée et calcifications coronaires : *Multi-Ethnic Study of Atherosclerosis* (MESA) », *Circulation*, 2007. 116(6) : 619-26.
169. NASKA A. & coll, « Sieste chez les adultes en bonne santé et mortalité coronaire dans la population générale », *Archives of internal medicine*, 2007. 167(3) : 296-301.
170. NAWROT T. & coll, « Importance pour la santé publique des déclencheurs d'infarctus du myocarde : une évaluation comparative des risques », *Lancet*, 2011. 377(9767) : 732-40.
171. NEMETZ P. N. & coll, « Tendance actuelle de la prévalence de la maladie coronaire : une étude d'autopsie de morts non naturelles dans la population », *Archives of internal medicine*, 2008. 168(3) : 264-70.
172. NEWMAN J. D. & coll, « Hostilité observe et risque de cardiopathie ischémique : une étude de

population prospective de la *1995 Canadian Nova Scotia Health Survey* », *Journal of american college of cardiology*, 2011. 58(12) : 1222-8.

173. NORDSTRÖM A. & coll, « Une faible densité osseuse est un facteur de risque d'AVC et de décès », *Cerebrovascular diseases*, 2010. 29(2) : 130-6.

174. O'DONNELL M. J. & coll, « Facteurs de risque d'AVC ischémiques ou hémorragiques dans 22 pays : l'étude *INTERSTROKE* », *Lancet*, 2010.

175. ONUFRAK S. J. & coll, « Relation entre le début de l'asthme à l'âge adulte et le risque de maladie coronaire et d'AVC », *American journal of cardiology*, 2008. 101(9) : 1247-52.

176. ORIO F. Jr & coll, « Risque cardiovasculaire chez les jeunes femmes atteintes d'un syndrome des ovaires polykystiques : une étude cas-témoin observationnelle, analytique et prospective », *Journal of clinical endocrinology and metabolism*, 2004. 89(8) : 3696-701.

177. PAAJANEN T. A. & coll, « Une petite taille est associée à la maladie coronaire : une revue systématique de la littérature et méta analyse », *European heart journal*, 2010. 31(14) : 1802-9.

178. PAN A. & coll, « Dépression et risque de survenue et de décès par AVC : méta-analyse et revue systématique », *Journal of the american medical association*, 2011. 306(11) : 1241-9.

179. PARIKH N. I. & coll, « Parité et risque de maladie cardiovasculaire maternelle plus tard dans la vie », *American heart journal*, 2010. 159(2) : 215-221. e6.

180. PARRY J., « La visibilité à l'horizon à Hong Kong est liée à un excès de mortalité », *British medical journal*, 2011. 342 : d498.

181. PATEL A. V. & coll, « Temps passé en position assise et mortalité globale dans une

cohorte prospective d'adultes américains », *American journal of epidemiology*, 2010. 172(4) : 419-29.
182. PAYNTER N. P. & coll, « Association entre score de risque génétique et la survenue d'évènement cardiovasculaire à long terme chez la femme », *European respiratory journal*, 2006. 28(3) : 596-602.
183. PEKER Y. & coll, « Augmentation de l'incidence de la maladie coronaire avec les apnées du sommeil : un long suivi », *European respiratory journal*, 2006. 28(3) : 596-602.
184. PERKOVIC V. & coll, « Relation entre la protéinurie et le risque coronaire : revue systématique et méta-analyse », *PLoS medicine*, 2008. 5(10) : e207.
185. PETERS M. J. L. & coll, « Spondylarthrite ankylosante : un facteur de risque d'infarctus du myocarde ? », *Annals of rheumatic diseases*, 2010. 69(3) : 579-81.
186. PIETROIUSTI A. & coll, « Incidence du syndrome métabolique chez les professionnels de santé travaillant la nuit », *Occupational and environmental medicine*, 2010. 67(1) : 54-7.
187. PITSAVOS C. E. & coll, « Niveau d'étude et syndrome coronaire aigu : résultats de l'étude épidémiologique CARDIO 2000 », *Bulletin of the world health organization*, 2002. 80(5) : 371-7.
188. PITTAS A. G. & coll, « Revue systématique : vitamine D et santé cardiométabolique », *Annals of internal medicine*, 2010. 152 : 307-314.
189. RAI M. & THOMPSON P. D., « Définition des évènements cardiaques à l'effort », *British journal of sports medicine*, 2011. 45(2) : 130-1.
190. RAJALEID K. & coll, « Petite taille à la naissance, surpoids à l'âge adulte et risque

d'infarctus du myocarde », *Epidemiology*, 2011. 22(2): 138-47.

191. REFFELMANN T. & coll, « La mortalité cardiovasculaire est-elle reliée à la saison de naissance ? », *Journal of the american college of cardiology*, 2011. 57(7) : 887-8.

192. REULEN R. C. & coll, « Causes de la mortalité à long terme des survivants d'un cancer dans l'enfance », *Journal of the american medical association*, 2010. 304(2) : 172-9.

193. RICH-EDWARDS J. W. & coll, « Allaitement au sein dans la petite enfance et risque de maladie cardiovasculaire à l'âge adulte », *Epidemiology*, 2004. 15(5) : 550-6.

194. ROBERTS C. B. & coll, « Influence de la position sociale au cours de la vie et incidence des accidents cardiaques chez les blancs et les noirs : *The Atherosclerosis Risk in Communities Study* », *American journal of epidemiology*, 2010. 172(6) : 717-27.

195. ROD N. H. & coll, « Troubles du sommeil et mortalité toutes causes : résultats de l'étude de cohorte GAZEL », *American journal of epidemiology*, 2011. 173 : 300-9.

196. RODONDI N. & coll, « Hypothyroïdie infraclinique et risque de maladie coronaire : une méta-analyse », *American journal of medicine*, 2006. 119(7) : 541-51.

197. RODONDI N. & coll, « Hypothyroïdie infraclinique et risque de maladie coronaire et de mortalité », *Journal of the american medical association*, 2010. 304/1365-74.

198. ROEST A. M. & coll, « Anxiété et risque de maladie coronaire : une méta-analyse », *journal of the American college of cardiology*, 2010. 56 (1) : 38-46.

199. ROMERO-CORRAL A. & coll, « Nouveau concept pour définir l'obésité », *Nature clinical practice*, 2008.
200. RONDI N. & coll, « Impact de la recherche de plaques d'athérome carotidiennes sur l'arrêt du tabac et d'autres facteurs de risque : une étude randomisée », *Archives of internal medicine*, 2012. 172 : 344-35.
201. ROTHWELL P. M. & coll, « Signification pronostique 'une variabilité de la tension artérielle d'une visite à l'autre et de l'hypertension épisodique », *Lancet*, 2010. 375(9718) : 895-905.
202. ROTTER M. A. & coll, « Calcifications artérielles mammaires découvertes à la mammographie et leur association avec les maladies cardiovasculaires », *Menopause*, 2008. 15(2) : 276-81.
203. RUIDAVETS J. B. & coll, « Type de consommation d'alcool et maladie coronaire dans des pays culturellement différents : *The Prospective Epidemiological Study of Myocardial Infarction (PRIME)* », *British medical journal*, 2010. 341 : c6077.
204. SALMOIRAGO-BLETCHER E. & coll, « Constipation et risque cardiovasculaire chez les femmes ménopausées », *American journal of medicine*, 2011.
205. SAPOSNIK G. & coll, « Le jour d'anniversaire prédispose-t-il à des évènements cardiovasculaires ? », *Neurology*, 2006. 67(2) : 300-4.
206. SCARABIN V. & coll, « Des taux élevés d'œstradiol comme nouveau prédicteur de maladie coronaire chez les femmes ménopausées âgées », *Journal of the american heart association*, 2012. 1doi: 10.1161/JAHA.112.001388.

207. SCHER A. & coll, « Migraines à l'âge moyen et infarctus cérébral plus tard dans la vie », *Journal of the american medical association*, 2009. 301 : 2563-70.
208. SCHERRER J. F. & coll, « Les troubles anxieux augmentent le risque d'infarctus chez les dépressifs et les non-dépressifs », *American heart journal*, 2010. 159(5) : 772-9.
209. SCHNATZ P. F. & coll, « Association entre calcifications artérielles coronaires et maladie coronaire », *Obstetrics and gynecology*, 2011. 117(1) : 233-41.
210. SCHOUSBOE J. T. & coll, « Les calcifications de l'aorte abdominale détectées sur la densitométrie osseuse prédit le risque d'infarctus ou d'AVC chez la femme âgée », *Journal of bone and mineral research*, 2008. 23(3) : 409-16.
211. SCHÜRKS M. & coll, « Migraines et maladies cardiovasculaires : revue systématique et méta-analyse », *British medical journal*, 2009. 339 : b3914.
212. SCHWARZ E. B. & coll, « Allaitement et bilan de maladie cardiovasculaire infraclinique chez les mères », *Obstetrics and gynecology*, 2010. 115(1) : 41-8.
213. SELANDER J. & coll, « Exposition à long terme au bruit du trafic routier et infarctus du myocarde », *Epidemiology*, 2009. 20(2) : 272-9.
214. SESHADRI S. & coll, « Survenue d'un AVC chez l'un des parents et risque d'AVC chez leurs enfants : *the Framingham Study* », *Circulation*, 2010. 121(11) : 1304-12.
215. SESSO H. D. & coll, « Vitamines E et C dans la prévention cardiovasculaire chez l'homme : *the Physicians' Health Study II* », *Journal of the american medical association*, 2008. 300(18) : 2123-33.

216. SHAH A. J. & coll, « Dépression et antécédents de tentative de suicide en tant que facteurs de risque de décès cardiaque chez les jeunes », *archives of general psychiatry*, 2011. 68(11) : 1135-42.
217. SHAH N. A. & coll, « Troubles cardiaques liés à la prise d'antidépresseurs dans une étude sur des jumeaux », *Session American college of cardiology*, 2 avril 2011.
218. SHROFF R. & coll « Les femmes obèses présentant un syndrome des ovaires polykystiques ont une athérosclérose coronaire précoce », *Journal of clinical endocrinology and metabolism*, 2007. 92 : 4609-4614.
219. SIERI S. & coll, « Charge et index glycémiques de l'alimentation et risque de maladie coronaire sur une grande cohorte italienne : l'étude *EPICOR* », *Archives of internal medicine*, 2010. 170(7) : 640-7.
220. SILVENTOINEN K. & coll, « Relation entre la taille corporelle et la force musculaire et l'incidence des maladies coronaire et cérébrovasculaire », *International journal of epidemiology*, 2009. 38(1) : 110-8.
221. SIRI-TARINO P. W. & coll, « Méta-analyse des études prospectives évaluant la relation entre les graisses saturées et les maladies cardiovasculaires », *American journal of clinical nutrition*, 2010. 91(3) : 535-46.
222. SKILTON M. R., « Facteurs de risque intra-utérin d'athérosclérose précoce », *Pediatrics*, 2008. 121(3) : 570-4.
223. SKILTON M. R., « La croissance fœtale et la prématurité influencent les facteurs de risque cardiovasculaire et la santé des artères chez les jeunes adultes : *The Cardiovascular Risk in Young*

Finns Study », *Atherosclerosis, thrombosis, and vascular biology*, 2011.
224. SMEETH L. & coll, « Risque d'infarctus du myocarde ou d'AVC après une infection aigüe ou une vaccination », *New england journal of medicine*, 2004. 351(25) : 2611-8.
225. SMITH G. C. & coll, « Poids de naissance et risque de maladie cardiovasculaire chez les grands-parents maternels », *American journal of epidemiology*, 2010. 171(6) : 736-44.
226. SMITH K. J. & coll, « Le fait de sauter le petit-déjeuner : association longitudinale avec les facteurs de risque cardiométaboliques *in the Childhood Determinants of Adult Health Study* », *American journal of clinical nutrition*, 2010. 92(6) : 1316-25.
227. SMOLLER J. W. & coll, « Attaque de panique et risque d'évènement cardiovasculaire parmi des femmes ménopausées dans l'étude observationnelle *Women's Health Initiative* », *Archives of general psychiatry*, 2007. 64(10) : 1153-60.
228. SONESTEDT E. & coll, « Produits laitiers et leur relation avec l'incidence des maladies cardiovasculaires : *the Malmö diet and cancer cohort* », *European journal of epidemiology*, 2011. 26(8) : 609-18.
229. SORENSEN M. & coll, « Bruit lié au trafic routier et AVC : une étude de cohorte prospective », *European heart journal*, 2011.
230. SPAHR A. & coll, « Infections parodontales et maladie coronaire : rôle des bactéries parodontales et importance de la quantité totale de germes dans l'étude CORODONT », *Archives of internal medicine*, 2006. 166(5) : 554-9.
231. STAMATAKIS E. & coll, « Temps passé devant un écran, mortalité toutes causes, et évènements cardiovasculaires », *Journal of the*

american college of cardiology, 2011. 57(3) : 292-9.

232. STOLARZ-SKRZYPEK K. & coll, « Conséquences sur la santé, incidence de l'hypertension et changements de la pression artérielle liés à l'excrétion urinaire de sodium », *Journal of the americam medical association*, 2011. 305(17) : 1777-85.
233. STRAZZULLO P. & coll, « Consommation de sel, AVC et maladies cardiovasculaires : méta-analyse d'études prospectives », *British medical journal*, 2009. 339 : b4567.
234. STRAZZULLO P. & coll, « Excès de poids et incidence des AVC : méta-analyse d'études prospectives totalisant 2 millions de personnes », *British medical journal*, 2010. 41(5) : e418-26.
235. SUH E. & coll, « L'allergie augmente le risque d'athérosclérose », *Thorax*, 2006.
236. SUMINO H. & coll, « Relation entre l'athérosclérose carotidienne et la densité minérale osseuse du rachis lombaire chez des femmes ménopausées », *Hypertension research*, 2008. 31(6) : 1191-7.
237. SVANSDOTTIR E. & coll, « Relation entre personnalité de type D et style de vie malsain et risque d'évènement coronaire dans la population générale islandaise », *European journal of preventive cardiology*, 2012.
238. SZMUILOWICZ E. D. & coll, « Troubles vasomoteurs et évènements cardiovasculaires chez les femmes ménopausées », *Menopause*, 2011.
239. SZULC P. & coll, « L'augmentation de la résorption osseuse est associée à une augmentation des évènements cardiovasculaires chez l'homme : l'étude MINOS », *Journal of bone and mineral research*, 2009. 24(12) : 2023-31.

240. TAN J. S. & coll, « DMLA et mortalité par maladie cardiovasculaire ou AVC », *British journal of ophtalmology*, 2008. 92(4) : 509-12.
241. TEO K. K. & coll, « Tabagisme et risque d'infarctus dans 52 pays : étude cas-témoin INTERHEART », *Lancet*, 2006. 368(9536) : 647-58.
242. TILLING K. & coll, « Lien entre les composantes de la taille et l'épaisseur des artères », *American journal of epidemiology*, 2006.
243. TIROSH A. & coll, « Trajectoire de l'IMC à l'adolescence et risques comparés de diabète et de maladie coronaire », *New england journal of medicine*, 2011. 364(14) : 1315-25.
244. TOH S. & coll, « Maladie coronaire chez les femmes ménopausées recevant un traitement œstroprogestatif : l'augmentation du risque disparaît-elle ? », *Annals of internal medicine*, 2010. 152(4) : 211-7.
245. TRELLE S. & coll, « sécurité cardiovasculaire des médicaments anti-inflammatoires non-stéroïdiens : méta-analyse », *British medical journal*, 2011. 342 : c7086.
246. TROXEL W. M. & coll, « Les troubles du sommeil prédisent la survenue d'un syndrome métabolique », *Sleep*, 2010. 33(12) : 1633-40.
247. TRUDEL X. & coll, « Stress au travail et hypertension cachée », *Psychosomatic medicine*, 2010. 72(8) : 786-93.
248. VAIDYA D. & coll, « Vieillissement, ménopause et mortalité coronaire en Angleterre, au Pays de Galles et aux USA », *British medical journal*, 2011. 343: d5170.
249. VEERANNA V. & coll, « Homocystéine et reclassification du risque cardiovasculaire », *Journal of the american college of cardiology*, 2011. 58(10): 1025-33.

250. WANG T. J. & coll, « Une étude de suivi de 3 ans sur le risque d'AVC chez les patients victimes d'hémorragie conjonctivale », *Acta ophtalmologica*, 2012.
251. WANG T. Y. & coll, « Calibre des vaisseaux rétiniens et risque de maladie cardiovasculaire chez les personnes âgées : *the Cardiovascular Health Study* », *Archives of internal medicine*, 2006. 166 (21) : 2388-94.
252. WANG X. S. & coll, « Travail posté et maladies chroniques : la preuve épidémiologique », *Occupational medicine*, 2011. 61(2) : 78-89.
253. WARREN T. Y. & coll, « Les comportement sédentaires augmentent le risque de décès cardiovasculaire chez l'homme », *Medicine and science in sports and exercice*, 2010. 42(5) : 879-85.
254. WELLENIUS G. A. & coll, « Pollution de l'air atmosphérique et risque d'AVC ischémique », *Archives of internal medicine*, 2012. 172(3) : 229-34.
255. WILBERT-LAMPEN U. & coll, « Évènements cardiovasculaires au cours de la Coupe du monde de Football », *New england journal of medicine*, 2008. 358(5) : 475-83.
256. WILDMAN R. P. & coll, « L'obèse sans troubles cardiométaboliques et le mince avec des facteurs de risque cardiométabolique : prévalence et coexistence des 2 phénotypes dans la population américaine, *Archives of internal medicine*, 2008. 1698(15) : 1617-24.
257. WINKELMAN J. W. & coll, « Association entre le syndrome des jambes sans repos et les maladies cardiovasculaires dans la *Sleep Heart Health Study* », *Neurology*, 2008. 70(1) : 35-42.

258. WINTER A. C. & coll, « Syndrome des jambes sans repos et risque de maladie cardiovasculaire chez les femmes et les hommes : une étude de cohorte prospective », *BMJ open*. 2(2) : e000866.
259. WOLF K. & coll, « Température de l'air et survenue d'un infarctus du myocarde à Augsbourg, Allemagne », *Circulation*, 2009. 120(9) : 735-42.
260. WOLFF B. & coll, « Relation entre la durée du sommeil et l'épaisseur intima-média carotidienne dans la population générale », *Atherosclerosis*, 2008. 196(2) : 727-32.
261. WU C. S. & coll, « Association entre les évènements cardiovasculaires et l'utilisation d'antidépresseurs : une étude cas-contrôle », *American journal of psychiatry*, 2011. 168(5) : 511-21.
262. YANG Q. & coll, « Consommation de sodium et de potassium et mortalité chez les adultes américains : étude prospective issue de la NHANES III », *Archives of internal medicine*, 2011. 171(13) : 1183-91.
263. YANG Q. & coll, « Tendance des profils cardiovasculaires et association avec la mortalité chez les adultes américains », *Journal of the american medical association*, 2012. 307(12) : 1273-83.
264. YATSUYA H. & coll, « Changements posturaux de la pression artérielle et incidence de AVC ischémiques : l'étude ARIC », *Hypertension*, 2011. 57(2) : 167-73.
265. YE Z. & SONG H., « Apport en vitamines antioxydantes et maladie coronaire », *European journal of cardiovascular prevention and rehabilitation*, 2008.
266. YOUNG L. E. & coll, « Les mères seules sont à haut risque de maladie cardiovasculaire

comparées aux mères vivant en couple. Données issues du *National Health and Nutrition Examination Survey III (NHANES III)* », *Health care women international*, 2005. 26(7) : 604-21.
267. YUSUF S. & coll, « Effets des facteurs de risque potentiellement modifiables sur le risque d'infarctus du myocarde : l'étude *INTERHEART* », *Lancet*, 2004. 364(9438) : 937-52.
268. YUSUF S. & coll, « Relation entre l'obésité et le risque d'infarctus du myocarde », *Lancet*, 2005.
269. ZAZPE I. & coll, « Consommation d'œufs et risque de maladie cardiovasculaire dans le Projet SUN », *European journal of clinical nutrition*, 2011. 65(6) : 676-82.

SOMMAIRE

L'HARMATTAN, ITALIA
Via Degli Artisti 15; 10124 Torino

L'HARMATTAN HONGRIE
Könyvesbolt ; Kossuth L. u. 14-16
1053 Budapest

ESPACE L'HARMATTAN KINSHASA
Faculté des Sciences sociales,
politiques et administratives
BP243, KIN XI
Université de Kinshasa

L'HARMATTAN CONGO
67, av. E. P. Lumumba
Bât. – Congo Pharmacie (Bib. Nat.)
BP2874 Brazzaville
harmattan.congo@yahoo.fr

L'HARMATTAN GUINÉE
Almamya Rue KA 028, en face du restaurant Le Cèdre
OKB agency BP 3470 Conakry
(00224) 60 20 85 08
harmattanguinee@yahoo.fr

L'HARMATTAN CAMEROUN
BP 11486
Face à la SNI, immeuble Don Bosco
Yaoundé
(00237) 99 76 61 66
harmattancam@yahoo.fr

L'HARMATTAN CÔTE D'IVOIRE
Résidence Karl / cité des arts
Abidjan-Cocody 03 BP 1588 Abidjan 03
(00225) 05 77 87 31
etien_nda@yahoo.fr

L'HARMATTAN MAURITANIE
Espace El Kettab du livre francophone
N° 472 avenue du Palais des Congrès
BP 316 Nouakchott
(00222) 63 25 980

L'HARMATTAN SÉNÉGAL
« Villa Rose », rue de Diourbel X G, Point E
BP 45034 Dakar FANN
(00221) 33 825 98 58 / 77 242 25 08
senharmattan@gmail.com

L'HARMATTAN TOGO
1771, Bd du 13 janvier
BP 414 Lomé
Tél : 00 228 2201792
gerry@taama.net

Achevé d'imprimer par Corlet Numérique - 14110 Condé-sur-Noireau
N° d'Imprimeur : 91474 - Dépôt légal : octobre 2012 - *Imprimé en France*

www.ingramcontent.com/pod-product-compliance
Lightning Source LLC
LaVergne TN
LVHW021215061026
849535LV00008B/2739
* 9 7 8 2 3 3 6 0 0 4 2 9 7 *